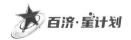

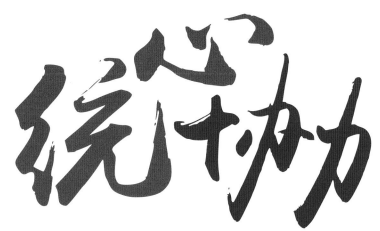

医学统计常用方法实操

百济神州◎编著

U0333504

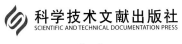

科学技术文献出版社
SCIENTIFIC AND TECHNICAL DOCUMENTATION PRESS

·北京·

图书在版编目（CIP）数据

统心协力：医学统计常用方法实操 / 百济神州编著. —北京：科学技术文献出
版社，2023.12（2024.2重印）
ISBN 978-7-5235-0774-2

Ⅰ.①统…　Ⅱ.①百…　Ⅲ.①医学统计—统计方法　Ⅳ.①R195.1

中国国家版本馆CIP数据核字（2023）第179089号

统心协力：医学统计常用方法实操

策划编辑：崔　静　责任编辑：崔　静　钱一梦　责任校对：王瑞瑞　责任出版：张志平

出　版　者	科学技术文献出版社
地　　　址	北京市复兴路15号　邮编　100038
编　务　部	（010）58882938，58882087（传真）
发　行　部	（010）58882868，58882870（传真）
邮　购　部	（010）58882873
官 方 网 址	www.stdp.com.cn
发　行　者	科学技术文献出版社发行　全国各地新华书店经销
印　刷　者	北京时尚印佳彩色印刷有限公司
版　　　次	2023年12月第1版　2024年2月第2次印刷
开　　　本	710×1000　1/16
字　　　数	254千
印　　　张	16.25
书　　　号	ISBN 978-7-5235-0774-2
定　　　价	88.00元

编委会简介

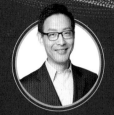

郭 翔

百济神州高级副总裁
统计和数据科学全球负责人

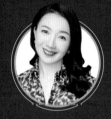

廖珊妹

百济统计 执行总监
美国加州大学戴维斯分校统计学博士

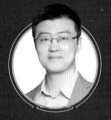

吴希昆

百济统计 高级总监
英国帝国理工学院生物信息学博士

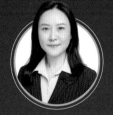

王 瑜

百济统计 副总监
俄亥俄州立大学应用统计硕士

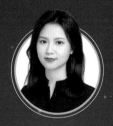

苏 丹

百济统计 首席统计师
美国埃默里大学罗琳斯公共卫生学院硕士

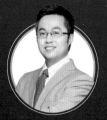

蔡圣楠

百济统计　总监

美国纽约州立大学石溪分校统计学博士

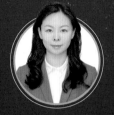

荀晓蕾

百济统计　总监

美国德州 A&M 大学统计学博士

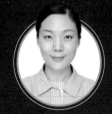

张小娟

百济统计　副总监

北京大学光华管理学院 MBA

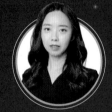

张晓薇

百济统计　副总监

香港大学李嘉诚医学院博士

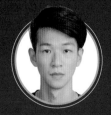

徐　圣

百济统计　首席统计师

香港理工大学统计学博士

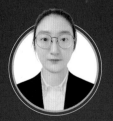

赵　娜

百济统计　高级统计师

香港大学统计学博士

序 1

作为一个生物学家，我深知生物统计在试验设计、数据分析等方面发挥着重要作用。它不仅帮助我们理解数据、评估假设和推断结论，还为我们提供了一种量化不确定性的方法。同样，对于广大医学工作者来说，统计学的应用在医学研究中也是至关重要的。

本书旨在帮助读者更好地理解和应用临床试验中的生物统计学知识。它涵盖了从基本概念到高级方法的广泛主题，包括描述性统计分析、假设检验、回归分析、生存分析和真实世界数据研究等。本书还通过对大量实际案例进行详细解释和分析，使读者能够更深入地了解如何将这些理论应用到实际问题中。

科学性与全球化是百济神州的创始之本，我很高兴看到百济神州的统计团队能在工作之余，编撰出这样一本帮助临床医生灵活使用统计方法的工具书。希望这本理论与实践相结合的工具书能够成为广大临床医生在临床研究中的好助手。最后恭喜百济神州的生物统计团队取得这个重要成果。

王晓东

百济神州联合创始人
兼科学顾问委员会主席

序2
写给临床医生的统计书

　　非常感谢珊妹和本书著作团队邀请我为这本书作序。在众多已经面世的临床统计相关书籍当中，大多数面向的读者是药物开发人员。而这本书是非常少有的专门针对中国医院和研究机构研究者的统计概念和统计方法普及读物。

　　在过去的几年中，中国国内很多临床医院把提升临床科研能力作为医院发展的重要方向。各种类型的临床研究，除了涉及药企药物研发临床项目以外，还包括大量研究者发起项目、真实世界研究项目，等等。由于生物统计专业在国内起步较晚、人才培养不足等原因，国内大多数医院和研究机构在生物统计部门设置上存在缺陷。统计人员配备不足的问题导致了研究者发起项目从试验设计到数据分析等方面的质量问题。

　　珊妹和本书的著作团队长期为医院的临床人员进行统计培训，在工作当中积累了大量实际案例，对广大临床工作者在实际工作中遇到的问题有深刻的理解。这本书不但可以作为广大临床医生了解统计概念和方法的普及性读物；也可以在临床人员缺乏统计支持的情况下，作为相对简单的临床项目的统计指南。

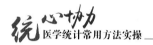

最后，衷心地祝贺作者团队和本书的面世。希望这本书能够成为广大临床研究者在工作中的好帮手。

百济神州高级副总裁

统计和数据科学全球负责人

CSCO 统计专委会副主任委员

目　录

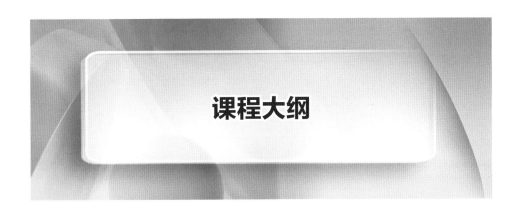

课程大纲

　　本书很多内容都是我们通过与医生朋友们的多次聊天讨论，观察到的大家感兴趣的问题。总体可以分成下面几个部分。

　　1）针对基础研究和临床前试验，为了服务靶点和化合物的探索，以及化合物的安全性、有效性的研究，我们设计了临床前科研中的统计方法和应用课题，以供解决相应的问题。

　　2）针对上市前的Ⅰ～Ⅲ期临床试验，我们设计了一系列相关的从试验设计角度和数据分析角度考虑的课题，帮助大家去解读文献中看到的各种探索和注册性的试验。

　　3）针对上市后各种Ⅳ期临床试验、研究者发起的临床试验（investigator initiated clinical trial，IIT）或其他分析，我们也罗列出了一系列基于Ⅱ期临床试验或已有数据、真实世界数据可以进行的研究。

　　4）生物标志物的探索发现和临床验证贯穿整个药物开发的周期，我们用单独的一个章节来介绍。

　　5）除此以外，作为药物研发中的重要环节，我们还有一章贯穿临床前后、药物上市前后的，与药物生产相关的统计方法与应用的介绍。

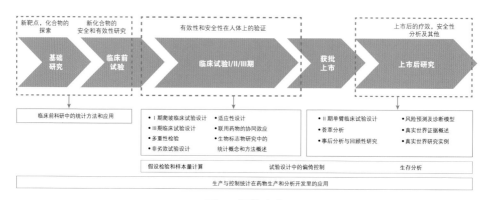

图 1   涵盖内容

其中临床相关的课题还可以按照难易程度分为如下 5 个主题，以帮助大家更快入手自己的试验设计，更精准地找到学习的入口。

临床试验设计/解读系列

- **基础篇**
  - II期单臂临床试验设计
  - III期临床试验设计
  - 试验设计中的偏倚控制
  - 假设检验和样本量计算
- **进阶篇**
  - 生存分析
  - 多重性检验
  - 非劣效试验设计
  - 适应性设计
  - I期爬坡临床试验设计
  - 联用药物的协同效应
  - 生物标志物研究中的统计概念和方法概述

- **论文撰写相关系列**
  - 荟萃分析
  - 事后分析与回顾性研究
  - 风险预测及诊断模型
- **真实世界系列**
  - 真实世界证据概述
  - 真实世界研究实例
- **临床前科研及生产系列**
  - 临床前科研中的统计方法和应用
  - 生产与控制统计在药物生产和分析开发里的应用

图 2   临床试验设计的 5 个主题

下面，我们对各主题的大纲进行一些介绍。

一、假设检验和样本量计算

第 1 章内容应该是医生朋友们使用最频繁的内容。我们从众多的线上公开资源中，为大家汇总出几个容易上手，但又有严格统计依据的样本量计算网站，尽可能地囊括以各种变量为主要终点的试验设计，并且对其中癌症相关药物常用的终点做了详尽的解说和演示。这些网站可以对以下终点进行样本量计算。

表 1　假设检验和样本量计算大纲内容

终点类型	计算类型
二分类终点	基于单组或两组的相等性、等效性、优效性、非劣效性试验
	McNemar's 配对检验、Cohen's Kappa 检验
生存终点	基于单组的比较单点的生存率、中位数及生存曲线的检验
	基于两组的相等性、等效性、优效性、非劣效性试验
连续性终点	基于单组或两组的相等性、等效性、优效性、非劣效性试验（t 检验和 z 检验）
	相关性（t 检验和 z 检验）、配对 t 检验、ANOVA 检验

二、试验设计中的偏倚控制

严谨的试验设计离不开其在各方面对偏倚的控制。如何科学合理地选择随机、均衡、对照及重复的方式，在撰写方案之中就变得尤为重要。第 2 章将基于常见的科研设计错误，为大家展开讨论研究者在这 4 个方面可以选择的设计和控制方式，以保证试验结论的可靠性。

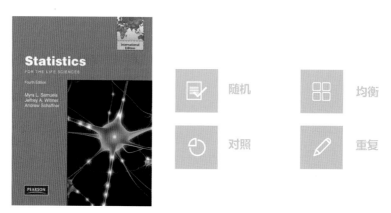

图3 试验设计中的偏倚控制大纲内容

三、Ⅰ期爬坡临床试验设计

熟悉癌症开发流程的老师们都了解，对于癌症药物，Ⅰ期设计是非常有特点和多样的。为了达到最大可耐受剂量（假设药物疗效和剂量成正比），我们曾经只有3+3试验设计这一基本选择。但在后期各种模型的介入和各种试验灵活性要求提高的推动下，涌现了很多新颖实用的Ⅰ期临床试验设计选择。第3章就将围绕这些设计展开，并且用图像的方式为大家展示模型选择时的一些主要原则。

▶ 癌症药物Ⅰ期爬坡临床试验

  ▶ 单药

    ▶ 基于算法的：3+3, i3+3

    ▶ 基于模型辅助的：BOIN, mTPI, mTPI-2（keyboard）

    ▶ 基于模型的：CRM, BLRM

  ▶ 双药

    ▶ 基于规则的：Ci3+3

    ▶ 基于模型的：BLRM - 2d, PIPE

图4 Ⅰ期爬坡临床试验设计大纲内容

四、Ⅱ期单臂临床试验设计

第 4 章从 9 个问题入手，帮助大家梳理自己立题和试验设计的关键因素。我们将从了解 Ⅱ 期临床试验的临床目的入手，依照 PICOS 原则，选取合适的人群、研究药物、对照、终点、试验设计、合理的样本量计算等。并且在拓展的两个问题中，引入其他更有创新性的设计理念。希望通过这些问题，帮助大家把有临床价值的问题落地到合适的临床试验中去。

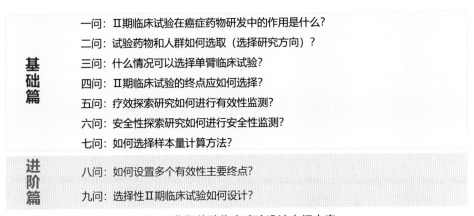

图 5　Ⅱ 期单臂临床试验设计大纲内容

五、Ⅲ期临床试验设计

Ⅲ期临床试验是试验药物申请上市证据中的重中之重。如何科学深入地理解试验设计、解读试验结果可能逐渐成了大家的必修之课。第 5 章中会逐层拆解Ⅲ期临床试验中的一些关键因素，并通过实例解释其重要性和设计的合理性，引导大家在读文献或自己设计试验中有更多自己的分析和结论，得到更贴合实际需求的试验方案。

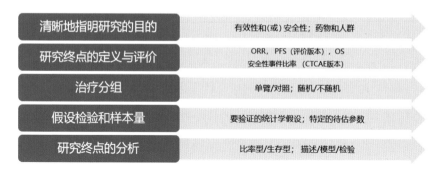

图6　Ⅲ期临床试验设计大纲内容

六、生存分析

第6章内容是癌症药物研发中非常常见的分析方法，特别针对生存变量。在这一章中，我们会从生存变量数据出发，具体讲述常见的生存函数估计方法、风险参数的估计及曲线的参数拟合。并针对常见的随机对照试验中生存曲线的比较，介绍常用的比较方法（对数秩检验、Cox比例风险模型和非等比模型）。并将一些生存分析中的非典型问题，用实例讲解给大家听。

- 生存分析的数据
- 生存函数、危险参数及拟合
  非参数拟合：Kaplan-Meier方法
  参数拟合
- 生存函数的比较
  非参数：对数秩检验
  半参数方法：Cox比例风险模型
  非等比例风险
- 样本量计算
- 生存分析常见问题
  删失
  治疗交叉
  竞争风险模型

图7　生存分析大纲内容

七、多重性检验

多重检验是大家在解读Ⅲ期临床试验结果中经常遇到而又比较复杂的一个问题，对这一问题的清晰认识可以帮助我们更好地理解试验中对于不同终点产生的证据的强度。第7章帮大家系统地梳理了多重性问题的来源，结合之前了解到的假设检验和一类错误的本质，结合规章指南，形象地讲述了多重检验下一类错误膨胀的根源及避免方式；并且结合案例描述了常用的多重性检验一类错误调整方式。帮助大家在阅读文献和自己设计试验中更好地理解和应用这一设计元素。

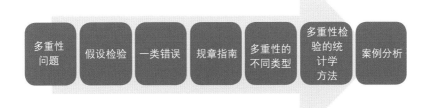

图 8　多重性检验大纲内容

八、非劣效试验设计

在常规的Ⅲ期临床试验中，我们经常会按照试验药物相对对照药物的疗效优劣分为三种试验类型：优效试验、非劣效试验和等效试验。对于非劣效试验，大家经常会有很多疑问，如非劣效试验的样本量是不是一定大于优效试验？非劣效试验能否转化为优效试验？如果两种药物的确疗效相近，什么样的条件下做非劣效试验是合理的？第8章内容将针对这些常见问题逐一展开，由浅入深帮助大家更加科学客观地看待和利用非劣效试验。

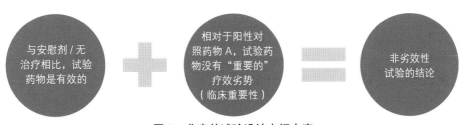

图 9　非劣效试验设计大纲内容

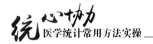

九、适应性设计

第9章从我们熟悉的固定设计出发，为大家介绍在临床试验各个环节上可以增加的各种适应性调整，以达到加速研发、减少成本、增加成功率的目的。同时也会进一步讲解"精准治疗""富集策略""主方案"设计等热点名词和他们的代表性试验案例（如I–SPY2），展示在实际研究中实施适应性设计的难点和要点。试图帮助大家开拓思路，利用有限的资源得到更高强度的证据。

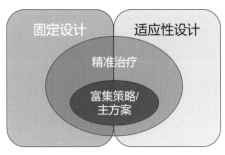

图 10　适应性设计大纲内容

十、风险预测及诊断模型

作为基于已有数据的另外一种研究方式，风险预测及诊断模型能够帮助我们更好地了解不同基线状况对预后的影响力度，或者对安全性事件发生概率或时间进行预测。而如何建立一个合理的模型，如何删选或增加新的预测因素，甚至如何在建立模型之后去科学衡量模型带来的医学价值，都是本章尝试解决的问题。第10章依照如下流程，帮助大家了解到建立、调整、衡量风险预测及诊断模型过程中所涉及的方方面面，并为围绕一个主题科学开展多个研究提供了思路。

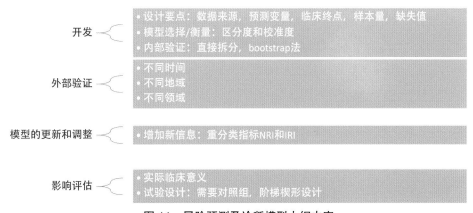

图 11　风险预测及诊断模型大纲内容

十一、事后分析与回顾性研究

事后分析作为常见的探索性分析，经常会被大家提及，并成为很多探索性研究的主要分析手段。

第 11 章从严格定义事后分析的概念出发，围绕大家提出的以下常见问题，展开了对各种应用场景的分析方式的讨论。希望通过对事后分析的深入理解，帮助大家选择更合适的事后分析方法，并且对结果给出更合理的解读。

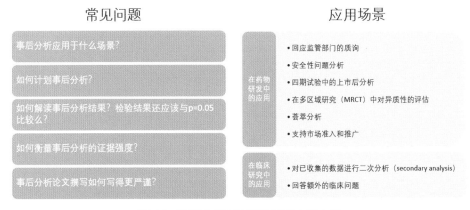

图 12　事后分析与回顾性研究大纲内容

同时，本章还介绍了观察性研究的特征、类型等内容，以及作为观察性研究中一类的回顾性研究的一些主要分析方法。

十二、荟萃分析

基于大家对荟萃分析的需求，我们围绕以下几个问题设计了荟萃分析的讲题。对从基本概念到试验筛选、数据收集、统计方法选择及最终论文书写进行了详细的介绍。

①文献检索和荟萃分析的区别。

②荟萃分析的完整流程是什么？

③RCT 和单臂是否可以混在一起做荟萃分析？

④试验中基线变量有很大不同，如何选择合适的统计方法？

⑤有多个试验药物需要分析，如何进行网络荟萃分析？

⑥荟萃分析论文撰写需要注意些什么，讨论和局限性怎么描述？

并且基于外部权威的网站和机构在荟萃分析方面的信息，第 12 章帮大家梳理了产生高质量荟萃分析的重要规则。希望能够帮助大家在更高影响力的杂志中发声。

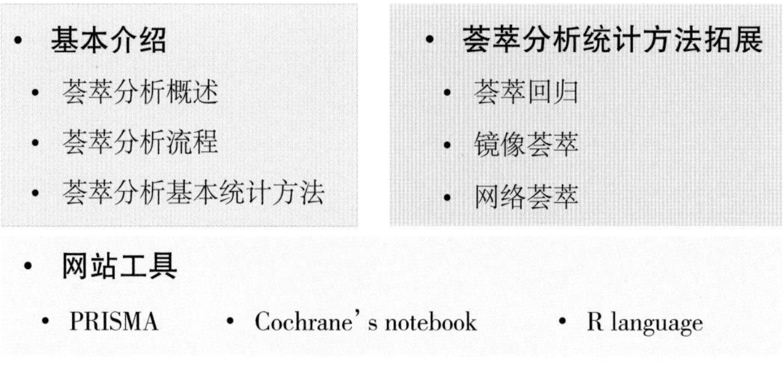

- **基本介绍**
  - 荟萃分析概述
  - 荟萃分析流程
  - 荟萃分析基本统计方法

- **荟萃分析统计方法拓展**
  - 荟萃回归
  - 镜像荟萃
  - 网络荟萃

- **网站工具**
  - PRISMA
  - Cochrane's notebook
  - R language

图 13 荟萃分析大纲内容

十三、真实世界证据概述

真实世界数据和真实世界研究在最近几年都是很多监管机构和药厂的讨论焦点。而医生朋友们手上的数据本身也是真实世界数据的最重要来源。如何可以科学地看待，利用好这些资源是最近大家讨论的热点话题。第13章从根本的定义（真实世界数据、真实世界研究、真实世界证据）出发，帮助大家了解这些名词的区别是什么；真实世界数据库分为哪几种；各自选用的场合有何不同；真实世界数据质量的评价标准有哪些；真实世界数据分析的关注点有哪些。进一步梳理各大监管机构（中国 CDE、欧盟 EMEA[①]、美国 FDA 等）关于真实世界相关法规的异同，解释真实世界研究试验设计流程及要点，并且辅以实例讲述在不同使用背景下对于试验设计和结果解读的不同要求。

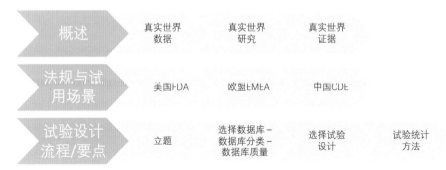

图 14　真实世界证据概述大纲内容

十四、真实世界研究实例

由于真实世界研究越来越多地受到医生的关注，因此，我们通过对具体案例的分析和解读，进一步总结真实世界研究（RWS）的设计和统计考量要点，并对 RWS 设计的关键步骤进行了推荐，包括设计路径、RWS 方案框架、采用电子健康数据的关注点等。希望医生能对 RWS 有更多了解，并在进行 RWS 时，能有更完善的考虑。

---

① 欧洲药品评价局（European Medicines Evaluation Agency，EMEA）。

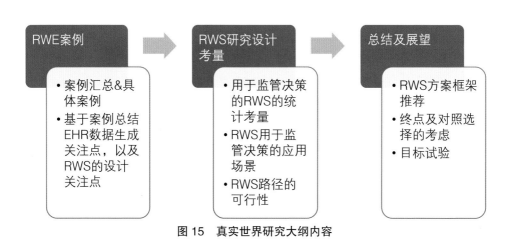

图 15 真实世界研究大纲内容

十五、临床前科研中的统计方法和应用

临床前科研人体上可以分成靶点识别、先导化合物筛选、化合物优化和动物实验几个阶段。体外检测有着非常重要和广泛的应用。我们首先围绕体外检测的设计、优化、验证、分析的概念做介绍；然后对最为常用的 4 参数逻辑回归曲线 4PL 和校准检测做一点展开；最后简要描述动物实验中的统计分析结果的解读。

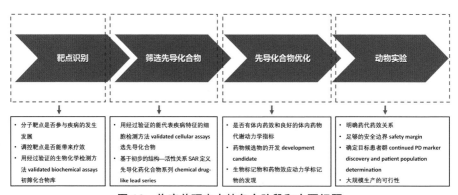

图 16 临床前研究中的各个阶段和主要问题

十六、联用药物的协同效应

药物联用是肿瘤治疗常见的策略，可能带来更好的疗效、延缓耐药性，或更好的安全性。自 20 世纪 60 年代以来已成功用于多种癌症的治疗，并且仍然是一个活跃的研发领域。协同效应指两种或多种药物联用时，药物之间相互作用产生的总体疗效大于单药疗效之"和"的现象，简单来说，药物联用产生了"1+1 > 2"的效果。与之相反，拮抗效应则为药物联用产生了"1+1 < 2"的效果。协同效应的评估通常通过体外研究进行，在实验室中利用细胞或组织等生物材料模拟体内环境，观察药物的作用机制和效果。如何精确定义协同效应？如何设计体外实验？如何分析实验数据？第 16 章对以下 3 个方面分别进行了阐述：

①协同效应的定义标准：HSA 模型、Loewe additivity 模型、Bliss independence 模型；

②实验设计：单剂量组合、棋盘设计、射线设计；

③数据分析：等效线图、组合指数。

十七、生产与控制统计在药物生产和分析开发里的应用

相较于临床统计，非临床统计特别是生产与控制（CMC）统计在国内的制药业内则略显小众。许多统计师乃至相关生产研发人员对 CMC 统计的应用和必要性都不甚了解。其实在整个临床试验生命周期内，CMC 统计都扮演着举足轻重的作用。第 17 章根据生产领域的不同板块为读者介绍药物开发与生产过程中 CMC 统计的应用。

①药物配方研究：基于质量源于设计（QbD）的原则，协助研发人员开发和优化生产工艺，以保证药品的生产效率与质量。

②分析方法验证：分析方法被用于识别和量化原材料、原料药及最终药品中的各种属性。若分析方法有问题，则数据不可靠，从而基于数

据的所有决策与结论都将失去意义。因此，需要应用适合的统计工具完成分析方法验证。

③比较研究：主要分为方法转移与工艺转移两种比较。分别为了证明在某个实验室或生产场所已被验证的分析方法与生产工艺能同样合理地适用于其他实验室或生产场所。

④稳定性研究：用以推荐长期储存条件，估计药品的保质期或货架期，帮助确定质量标准。

⑤质量标准的设定和修正：通过对放行数据与稳定性数据的分析，为质量标准的设定和修正提供重要的依据与支撑。

⑥其他：CMC领域内各种其他需要统计支持的应用，如生物效价估计、离散值分析、统计过程控制、抽样计划、过程分析技术等。

总之，不论是从国内制药行业的进步还是从国产创新药物出海的角度，我们都应认识到CMC统计的必要性和重要性，并持续地学习、借鉴和实践。希望CMC统计能在中国的制药业得到更好的发展，为国产创新药更好地保驾护航。

十八、生物标志物研究中的统计概念和方法概述

在精准医疗的时代，关于生物标志物的科学研究越来越多，在临床应用方面发挥着越来越重要的作用。第18章首先介绍生物标志物的基本概念和分类，特别是预后性和预测性生物标志物的识别与统计模型框架。随后介绍生物标志物发现和验证的大体过程，常用的实验设计和临床试验的案例。最后总结了生物标志物研究中统计学方面的几点挑战。

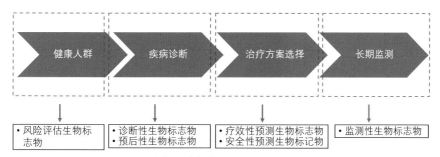

图 17　疾病发展的各个阶段中生物标志物的应用

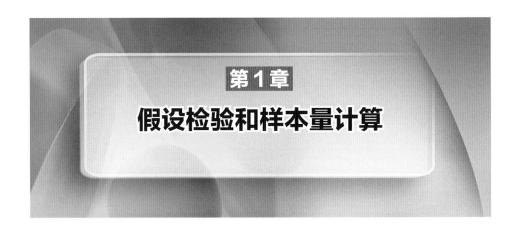

假设检验和样本量计算

第1章

1.1 假设检验相关概念

1.1.1 临床试验中的主要元素

样本量计算会涉及临床试验中的一些主要元素。首先要明确临床试验研究的问题和目的，如剂量探索、评价安全性、评价疗效。基于这个目的，需要设置一个比较合适的研究终点，如肿瘤临床试验中常见的客观缓解率（objective response rate，ORR）、总生存期（overall survival，OS）、无进展生存期（progression-free survival，PFS）等，并明确其定义和评价方法，然后提出合理的统计学假设。在明确了假设检验问题之后，就要计划我们需要收集多少数据，这就涉及基于假设检验的样本量的计算。在按照预估的样本量收集好数据后，会进行后续一系列的统计分析。

1.1.2 假设检验：运用反证法的思路

通俗来说，如果要证明一个药有效的话，会先以这个药没有效果作为原假设，这个药有效果为备择假设。举个例子，如果法院要判一个嫌疑人有罪，可以先做无罪推断，即先假设嫌疑人没有罪，然后开始收集证据，直到证据足够充分，可以推翻无罪假设的时候，就可以证明嫌疑人是有罪的，这样的话会比较安全。因为如果反过来的话，就会是一件很可怕的事情，就是说如果假设嫌疑人是有罪的，就需要找到足够多的证据去证明嫌疑人无罪，才能推翻假设；如果找不到证据证明嫌疑人无罪，嫌疑人就会被判有罪。在临床试验中，我们先要假设这个药是没有效果的，然后收集临床数据，在这个药物没有效果的假设下去计算，得到统计结果，或者更极端的结果的一个概率，这就是 p 值（p-value）。如果 p 值非常非常小的话，我们就可以去推翻原假设，也就是推翻这个药物没有效果的假设，从而证明这个药物是有效的，这就是假设检验的一个逻辑。

1.1.3　一类错误和二类错误

在假设检验中，会提到两类错误，即一类错误和二类错误。一类错误（其概率用 α 表示）可以简单理解为假阳性。在假设检验中，一类错误指的是当实际上原假设为真时，试验结果却错误地拒绝了原假设，得出了错误的阳性结论。以药物试验为例，一类错误可能会导致错误地得出药物有效的结论，尽管实际上药物可能是无效的。假阳性是监管机构批准的药物其实是无效药物的一个风险，是监管机构想要绝对避免的事情，因为所批准药物一旦为无效药物，就很可能让患者错失使用其他有效药物的时机，耽误患者的治疗。二类错误（其概率用 β 表示）可以理解成假阴性，就是说一个有效的药物，被认为是没有效果的，这样申办方会有错过一个有效药物被批准的风险，这也是申办方最不愿意看到的事情。所以说我们在考虑假设检验的时候，需要考虑一类错误和二类错误。

在明确了这些错误之后，我们需要收集数据。收集数据的多少，或者说样本量的大小，其实和一类错误、二类错误相关。如果要控制一类错误和二类错误的发生概率，使其降低的话，会让样本量变大。除此之外，样本量估算还会和试验组与对照组的效应差异（δ）相关。举个例子，比如以客观缓解率（ORR）为主要终点的试验设计中，如果试验组预估 ORR 和对照组 ORR 分别为 60% 和 40%，此时效应差异就是 20%。如果缩小效应差异，比如说试验组 ORR 只有 50%，对照组 ORR 还是 40%，从数据当中去发现它们的差异就会变得更困难，那么这个时候就需要收集更多的样本。

1.1.4　试验目的的不同决定了一类错误和二类错误的选取

Ⅱ期探索性临床试验当中，通常是申办方不想错过一个真实有效的药物，所以会在资源有限的情况下，把一类错误率相对设高一些，所以一般会在Ⅱ

期探索性临床试验中把注册试验中明确规定的单边一类错误率由 0.025 提高到 0.05，同时会将二类错误率设定为 0.2，也就是把握度（1-β）为 80%。甚至在多治疗方案筛选随机对照试验当中，可以将一类错误率扩大到 0.2。

对于肿瘤药物注册试验，监管部门会严格地控制假阳性，同时厂家也需要增加把握度。一般Ⅱ、Ⅲ期临床试验的单边一类错误率都需要控制在 0.025。对于Ⅱ期临床试验，把握度可能在 90% 以上，而在Ⅲ期的全球性临床试验当中，因为涉及更多的中心，把握度会稍有所下降，可能会设定在 85% ～ 90%。对于区域性的分析，如在Ⅲ期的国际多中心临床试验（multi-regional clinical trials，MRCT）中，做一个亚组分析，这时把握度可能会稍低一些，控制在 80% ～ 85%。

1.2 样本量计算

1.2.1 样本量计算工具

以下推荐一些免费网站供大家参考。这些网站可以用来对不同类型的终点进行样本量的估算。需要注意的是，利用这些网站得到的样本量计算结果仅供参考。对于试验设计方案和最终样本量的确定，请与统计师或数据分析专业人员进行进一步的讨论和确认。

① http://stattools.crab.org/；

② http://www.trialdesign.org/index.html#software；

③ http://powerandsamplesize.com/Calculators/。

这些网站可以对以下终点进行样本量计算（表 1–1）。

表 1–1　不同终点对应的计算类型

终点类型	计算类型
二分类终点	基于单组或两组的相等性、等效性、优效性、非劣效性试验
	McNemar's 配对检验、Cohen's Kappa 检验
生存终点	基于单组的比较单点的生存率、中位数及生存曲线的检验
	基于两组的相等性、等效性、优效性、非劣效性试验

终点类型	计算类型
连续性终点	基于单组或两组的相等性、等效性、优效性、非劣效性试验（t 检验和 z 检验）相关性（t 检验和 z 检验）、配对 t 检验、ANOVA 检验

本章将对其中一些在肿瘤临床试验中常见的终点和试验设计进行样本量计算的演示介绍。

1.2.2　样本量计算实例

1.2.2.1　基于二分类终点的样本量计算

例一：基于二分类终点的单臂试验样本量计算——二项式精确检验

本例是以 ORR 为主要终点的单臂试验（图 1-1）。历史对照药物的 ORR 为 10%，预估试验药物的 ORR 为 30%，单边一类错误率为 0.05。基于二项式精确检验，检测出试验药物的 ORR 与历史值之间存在统计学显著性差异的检验效能为 80%，样本量为 24 人。假设脱落率为 10%，总共需要招募 27 名受试者。

One Arm Binomial

One Arm Binomial program calculates either estimates of sample size or power for one sample binomial problem. The first button calculates approximate power or sample size and critical values (reject if ≥ critical value). The second button calculates "exact" power and alpha for the given null and alternative proportions and sample size. Note, sample size and null and alternative proportions can be changed before using the second button.

User Input	Program Output

Select Calculation and Test Type

◉ Sample Size ○ Power	◉ 1 Sided ○ 2 Sided

Select Hypothesis Test Parameters

Null Proportion	Alternative Proportion	Alpha
0.1	0.3	.05

Calculate Power/Sample Size

Power	Sample Size	Approx Lower Count Critical Value	Approx Upper Count Critical Value
80	24	-1	5

图 1-1　以 ORR 为主要终点的单臂试验样本量计算（二项式精确检验）

（计算网址：https://stattools.crab.org/）

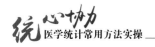
例二：基于二分类终点的单臂试验样本量计算——Simon's 二阶段设计

Simon's 二阶段设计可以通过确定早期终止指标，当试验组疗效没有达到预期效果时，尽早终止试验，从而避免更多受试者接受无效治疗，比较符合伦理学要求，也节约时间和成本。它在试验中间会设置劣效性检验，以便在试验中期确认试验方案的有效性，如果有效性太差就会停止试验。同样的参数设置下，不同的选项会得到不同的结果。Minimax 方案是最小化的最大样本量，Optimal 方案则是最小化的预期样本量。其他任何满足一类错误和二类错误限制的方案都可以，具体选择哪一个方案需要医生研究者和统计师根据实际情况进行权衡。

本例以 ORR 为主要终点，历史对照药物 ORR 为 10%，试验药物 ORR 为 30%，把握度为 80%，单边一类错误率为 0.05。基于 Simon's 二阶段试验设计，如果选择 Minimax 方案（图 1-2），表示在这些参数设置下总共需要入组 25 个患者，第一阶段需要纳入 15 个患者，如果在前 15 个患者中客观缓解有效例数≤1 例，则提前终止试验。如果在前 15 个患者中客观缓解有效例数＞1 例，则继续入组至满 25 人。如果 25 人中观察到的客观缓解有效例数＞5 例，则表明试验用药优于历史对照药物。

Simon's Two-Stage design

This program generates Simon's optimal two-stage designs (Simon, 1989) and admissible designs from Jung et al. (2004) for Phase II single arm clinical trials

1. Simon R (1989). Controlled Clinical Trials 10: 1-10. Click here to download Simon's (1989) article.
2. Jung SH, Lee TY, Kim KM, George S (2004). Admissible two-stage designs for phase II cancer clinical trials, Statistics in Medicine 23: 561-569.

Type I error rate, α (one-sided): `0.05`
Power: `0.8`
Response probability of poor drug, p_0: `0.1`
Response probability of good drug, p_1: `0.3`

`Calculate`

n	n_1	r_1	r_2	Type 1 Error	Power	EN_0	Probability of early stopping	Interval for w	Comment
25	15	1	5	0.0328	0.8017	19.5	0.5490	[0.7324,1]	Minimax
26	12	1	5	0.0360	0.8048	16.8	0.6590	[0.4824,0.7323]	
27	11	1	5	0.0395	0.8062	15.8	0.6974	[0.2929,0.4823]	
29	10	1	5	0.0471	0.8051	15.0	0.7361	[0,0.2928]	Optimal

Calculated in 2 milliseconds

图 1-2 以 ORR 为主要终点的样本量计算（Simon's 二阶段）

（计算网址：http://cancer.unc.edu/biostatistics/program/ivanova/SimonsTwoStageDesign.aspx）

例三：基于二分类终点的随机对照试验样本量计算

本例是以 ORR 为主要终点的随机对照试验（图 1-3）。对照药物 ORR 为 10%，预估试验用药 ORR 为 30%，把握度为 80%，单边一类错误率为 0.05，随机比为 1∶1。基于以上假设，共需要入组 96 位受试者，考虑脱落率为 10%，则共需入组 107 位受试者。

Two Arm Binomial

Two Arm Binomial is a program to calculate either estimates of sample size or power for differences in proportions. The program allows for unequal sample size allocation between the two groups.

For further details, view the Help Document.

User Input	Program Output

Select Calculation, Test Type, and Continuity Correction

| ⦿ Sample Size | ⦿ 1 Sided | ⦿ No Correction |
| ○ Power | ○ 2 Sided | ○ Continuity Correction |

Select Hypothesis Test Parameters

Null Proportion	Alternative Proportion	Alpha
0.1	0.3	0.05

Sample Size Ratio 2-to-1	Power	
1	0.8	

Calculate

Total Sample Size	N1	N2
96	48	48

图 1-3　以 ORR 为主要终点的随机对照试验样本量计算

（计算网址：https://stattools.crab.org/）

需要注意的是，"Two Arm Binomial" 这个界面可以选择是否使用连续性修正（continuity correction）。对于每个臂，n 为单臂样本数，p 为成功率。一般来说，当 np 和 $n(1-p)$ 都 ≥ 5 时，二项分布可以近似为正态分布而不需要修正。当 np 或 $n(1-p)$ < 5 时，连续性修正可以更准确地考虑二项分布的离散性。

1.2.2.2　基于生存终点的样本量计算

常见生存终点，一种是生存率，如 1 年 PFS 率，另一种是生存曲线。在估算生存终点的样本量时，除了考虑一类、二类错误率外，还要考虑其他参数，包括中位生存时间（如中位 OS，写作 mOS）、入组时间、随访时间（最后一个患者入组后到试验截止的时间间隔）、效应量［如风险率（hazard rate）、对照组和试验组的中位 OS 比、风险比（hazard ratio）等］。可以用不同的方式表示效应量，但在一定的假设下，它们之间是有关系的。不同效应量之间可以互换，具体公式如下（详见第 6 章生存分析）。

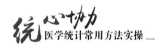
$$对照组或试验组死亡风险 = \frac{\ln 2}{对照组或试验组\ OS\ 中位值}。 \tag{1-1}$$

$$风险比 = \frac{试验组死亡风险}{对照组死亡风险} = \frac{对照组\ OS\ 中位值}{试验组\ OS\ 中位值}。 \tag{1-2}$$

网页版生存终点相关样本量的计算具有一定的局限性。一是网页版样本量计算工具一般没有考虑脱落率，严格的脱落率影响需要利用其他软件如 R 或 EAST 来实现。二是网页版样本量计算工具多假设在入组窗内均匀入组，其他入组模式对人数影响需要其他软件实现。而在实际情况中，多为开始入组少，后期入组多。若此情况发生，一般会需要增加样本量，或者延长随访时间（因为会需要随访足够长的时间以便得到足够的目标事件数）。

例四：基于某时刻生存率的单臂试验样本量计算

本例以 12 个月 PFS 率为主要终点（图 1-4）。历史对照药物 12 个月 PFS 率为 25%，预估试验用药 12 个月 PFS 率为 43.5%，入组 12 个月，随访至最后一位受试者入组后 12 个月，把握度为 80%，单边一类错误率为 0.05。基于以上假设，需入组 37 位受试者。假设脱落率为 2%，则需要增加 1 ~ 2 位受试者。

One Arm Survival

One Arm Survival is an interactive program for calculating either estimates of accrual or power for null and alternative survival functions based on either design specifications of survival probability or median survival. The test statistic for survival probability is assumed to be based on the non-parametric estimate of the survival distribution. For median survival, a Brookmeyer-Crowley like test assumed. The program also gives large sample expected critical values for median survival (using Brookmeyer-Crowley) or survival probabilities.

For further details, view the Help Document.

User Input			Program Output	

Select Calculation, Test type and Parameter of Interest

⦿ Sample Size	⦿ 1 Sided	○ Median Survival
○ Power	○ 2 Sided	⦿ Survival Probablitiy

Select Study and Hypothesis Test Parameters

Accrual Time	Follow-up Time	Alpha
12	12	05

Null Median Survival	Null Survival Prob
	0.25
Alt Median Survival	Alt Survival Prob
	0.435
	At Time
	12

Power	Sample Size	Approx Lower Critical Value	Approx Upper Critical Value
8	37	0	0.40

图 1-4 以 12 个月 PFS 率为主要终点的单臂试验样本量计算

（计算网址：http://stattools.crab.org/）

例五：基于生存曲线的单臂试验样本量计算

某单药治疗的中位 PFS 大约为 6 个月，假设待检验的联合治疗的中位 PFS 大约为 10 个月，在单边一类错误率为 0.05 的检验水平下，基于单样本 log-rank 检验 34 位受试者（24 个事件）可以有 80% 的把握度来显示联合治疗显著优于历史对照（单药治疗）。需要注意的是，若假设对照组曲线也符合指数分布，年脱落率达到 5% 时，增加 1 位受试者（图 1–5）。

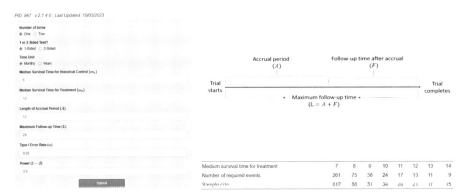

图 1–5　以 PFS 为主要终点的单臂试验样本量计算

（计算网址：https://www.trialdesign.org/index.html#software）

此外，图中的最长随访时间（maximum follow-up time）指的是入组时间与之前定义的随访时间之和，因此在上述例子中总共是 24 个月。

例六：基于生存曲线的随机对照试验样本量计算——优效

某优效性随机对照试验，估计对照组的中位 PFS 为 6 个月，假设试验组的中位 PFS 为 10 个月。入组时间为 12 个月，随访时间为 12 个月，单边一类错误率为 0.05。122 位受试者（96 个事件）可以有 80% 的把握度来显示试验组显著优于对照组。需要注意的是，年脱落率达到 2% 时，增加 2 ~ 3 位受试者（图 1–6）。

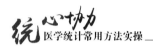

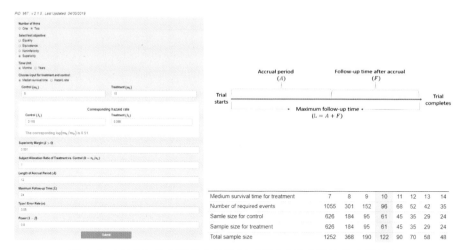

图 1-6 以 PFS 为主要终点的随机对照试验样本量计算（优效）

（计算网址：http://www.trialdesign.org/index.html#software）

这是一个基于生存曲线的随机对照试验，选择有效性（superiority）做优效检验。需要注意的是，这里如果给了中位生存时间（median survival time）或死亡风险（hazard rate）其中的一个，网站会自动把另一个算出来。Superiority margin 是优效性界值 δ，比如有些试验里虽然历史对照是 6，但如果只是比 6 好一点是没有临床意义的，δ 至少为 1 才具有临床意义。也就是说要比 6 好 1 以上，比如 7 才行，这个时候我们会在 δ 这里填 1。但在大多数肿瘤试验药物开发里没有这个要求，所以如果一定要填一个大于 0 的 δ，可以填一个很小的数，比如 0.001。

例七：基于生存曲线的随机对照试验样本量计算——非劣效

非劣效试验的目的是想证明新的治疗方式至少不劣于对照或标准治疗，更多具体内容请参考第 8 章非劣效试验设计。在使用这个网站进行基于生存曲线的非劣效设计样本量计算时，选择非劣效性（non-inferiority）选项。

某非劣效性随机对照试验（图 1-7），假设对照组的中位至疾病进展时间（time to progression，TTP）为 10 个月，试验药物疗效差一点，为 9.5 个月，此时如果非劣效界值为 0.5 个月。输入其他参数，入组时间为 12 个月，随访时间为 12 个月，单边一类错误率为 0.05。在这种情况下，174 位受试者（123 个事件）可以有 80% 的把握度来证明试验组显著不劣于对照组。需要注意的是，应假设受试者在 12 个月内均匀入组，无脱落。

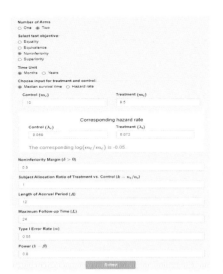

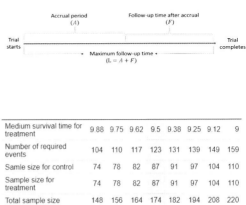

Medium survival time for treatment	9.88	9.75	9.62	9.5	9.38	9.25	9.12	9
Number of required events	104	110	117	123	131	139	149	159
Samle size for control	74	78	82	87	91	97	104	110
Sample size for treatment	74	78	82	87	91	97	104	110
Total sample size	148	156	164	174	182	194	208	220

图 1-7 以 PFS 为主要终点的随机对照试验样本量计算（非劣效）

（计算网址：http://www.trialdesign.org/index.html#software）

写在最后

Q：历史对照不唯一时怎么办？

A： 确认各历史试验人群是否和现设计试验相当；选择其中质量较高试验，利用荟萃分析得到综合值；对于质量较差试验，可以纳入做敏感性参考；若有大样本试验，其本身在荟萃分析中也会占大比重，主导最后的综合值。

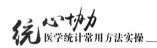
Q：随机对照试验算出来样本量超出预算怎么办？

A： 首先看随机对照试验（randomized controlled trial，RCT）采用的一类错误率和二类错误率的选择是否合适。如果仅仅是一个探索性的试验的话，可以相对提高一类错误率。

其次，可以考虑使用一些更敏感的终点。

再次，考虑人群是否敏感？方案一是增加人群在试验药物的预期疗效，比如可以考虑亚组人群，如果细胞程序性死亡配体 1（programmed death-ligand，PD-L1）阳性的人群对试验药物会有更好的反应，那么只针对这一人群会得到和对照组的效应差增大，从而降低样本量。方案二是降低人群在历史对照药物的已知疗效。比如可以推向后线的人群，在该人群上对照组的效应可能会表现得更差，从这个角度来说也可以增加效应差，从而降低样本量。

另外，需要考虑样本量超出预算是试验的初期投入就有困难，还是说整体都有困难。如果是初期投入有困难的话，可以考虑设计中期非劣的分析，比较确定疗效以后再入组更多患者。

最后，可以从试验设计的角度出发，比如可以考虑贝叶斯设计，可以更频繁地监测疗效，在已知信息丰富时，会相比频率学派方法给出更低样本量。此类方法会更新颖，但解释稍复杂，使用得没有频率学派的方法那么多。

参考文献

[1] CROWLEY B J. A confidence interval for the median survival time[J]. Biometrics, 1982, 38(1): 29–41.

[2] FLEISS J L, TYTUN A, URY H K. A simple approximation for calculating sample sizes for comparing independent proportions[J]. Biometrics, 1980, 36(2): 343–346.

[3] FLEISS J L, BRUCE L, MYUNGHEE C P. Statistical methods for rates and proportions[M]. London: John Wiley & Sons, 2003: 13–15.

[4] KORN E L, ARBUCK S G, PLUDA J M, et al. Clinical trial designs for cytostatic agents: are new approaches needed?[J]. J Clin Oncol, 2001, 19(1): 265–272.

[5] SIMON R. Optimal two–stage designs for phase II clinical trials[J]. Control Clin Trials, 1989, 10(1): 1–10.

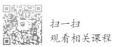 扫一扫
观看相关课程

 Statistics
GSDS
BeiGene

本章撰稿人：苏丹

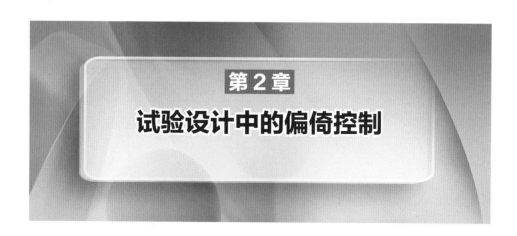

第2章

试验设计中的偏倚控制

本章以科研文章中常见错误为例，介绍如何通过遵循试验设计的基本原则来控制试验过程中的偏倚，也就是说我们在整个临床试验的过程中需要注意哪些要点，才能使得最后的试验结果是无偏的，是最大程度接近事实的。所谓偏倚是指在临床试验的各个环节出现的系统性倾向，可能使试验结果的估计与真实情况有偏差，从而影响临床试验结论的可靠性。为了使偏倚减少到最小，这里需要注意以下几点：随机化，两个组间的均衡性，对照组的设置，以及重复的样本是否足够。

2.1 试验设计的基本原则：随机

临床试验分组通常采用随机化方法和盲法，让试验组和对照组的试验人群在研究开始时彼此相似、基线均衡。通过试验组与对照组的比较可以将患者因为服用试验药物所导致的症状、体征、病情改变等结果与疾病的自然进程或其他因素所导致的结果区分开。重复是指在相同试验条件下进行多次研究或观察，以便提高试验结果的可靠性和科学性。

随机对照是临床试验的一个金标准，随机化方法和盲法可以有效地保证临床试验非处理因素在组间分布的均衡。随机化的原则包括两个方面，一个是在选取样本的时候，我们希望总体（就是所有人群）研究的人群当中，每一个个体都有相同的机会被选入样本。另一个是选入样本之后，希望确保任何一个个体都有同等的机会被分配到任何一个组当中去。

随机化分组最主要的目的就是希望得到的样本每个组都有非常好的平衡性，在基线和各种非试验的因素方面是均衡的，从而提高试验资料的可比性，以及最后试验结论的准确性，或者说尽可能地减少偏倚。实现随机化的做法，通常有查随机数字表、随机排列表，或通过计算机生成伪随机数字表。

随机化的种类，包括简单随机化、区组随机化、分层随机化、分层区组随机化、非等量随机化和适应性随机化。下面以科研论文中的常见错误来举例介绍。

2.1.1　常见的随机化错误（随机不充分）

例一：一些临床医生常常根据患者来院就诊的先后顺序对他们进行分组，即将先来的 10 个患者分入对照组，将中间来的患者分入 A 药组，将最后来的 10 个患者分入 B 药组。这样分组合适吗？

解析：这样做看起来似乎是随机的。其实分入各组的患者可能在病情等某些重要的非处理因素上相差很多。因为在某一段时间内人们可能容易患某病，其中有些患者对健康问题特别关注，经济上和时间上也都比较宽裕，因此，只要感觉有点不舒服就会去看医生；与此相反，有些患者只有等到病重得坚持不下去了才去看医生。也就是说，在某一段时间内，患者来医院就诊的先后顺序中，可能暗含着病情轻重不等的因素，按先后顺序分组的结果，很可能造成某些组内重症者居多，而另一些组内轻症者居多。因此，没有通过随机化方法降低重要非试验因素对观测结果的影响严重地违背了试验设计中的均衡原则，其试验结果的可靠性必然要受到影响。

我们可以通过患者随机化入组来避免这个问题。最简单的就是**简单随机化分组**，即为患者分配治疗方法的过程完全随机。简单随机化方法完全没有选择性偏倚，优点是易于实施，不会被猜到下一个进来的患者会被随机分配到哪一个组里去，而且很多统计推断都是基于简单随机化的假设成立的。常见的简单随机化方法有抽签、掷硬币、随机数表和随机数生成器。简单随机化方法的劣势也很明显，不能保证拥有某一特征的患者在两种治疗组中的比例均等，可能会有一定程度的不平衡，从而导致试验效率和试验结果的可靠度下降，所以尤其在小样本的情况下，并不推荐使用。

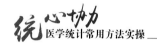

例如有 30 位受试者，2 种疗法，需要把受试者随机分配到两个治疗组当中去。如果以投硬币的方式来决定分组，投 30 次硬币，最后得到一个非常均衡的分组的概率其实并不是特别大。如果说 15：15 是一个完美的 1：1 分组，其发生的概率只有 14%（图 2-1）。

```
15 ： 15    概率 = 14.4%
14 ： 16    概率 = 27.1%
13 ： 17    概率 = 22.3%
12 ： 18    概率 = 16.1%
11 ： 19    概率 = 10.2%  ⎫
10 ： 20    概率 = 5.6%   ⎬  20.1% 概率会有很大的不对等性
 9 ： 21    概率 = 4.3%   ⎭
```

图 2-1　30 位受试者简单随机分为两组的情况和概率

2.1.2　常见的随机化错误（没有设置区组）

例二：如图 2-1，某 RCT 纳入 30 名研究对象，共有 A 和 B 两种疗法，进行简单随机分组分为干预组（A）和对照组（B）。

解析：实际上，简单随机分组时组间人数不相等才是大概率事件。这个研究由于没有设置区组，将有约 20% 的概率会有很大的不对等性。

区组随机化分组可以将随机加以约束，使各区组的分配更加平衡，满足研究要求。在一个区间内包含一个预定的处理分组数目和比例。区组随机化分组能够避免简单随机化分组可能产生的不平衡，任何时候，试验组（A）与对照组（B）的患者数均保持平衡，也可以说确保整个试验期间进入每一组的对象数基本相等。若试验提前终止，仍然能保证在前面纳入的人是大约按 1：1 的比例分配的。不仅提高了统计学效率，而且保证了分配率不受时间趋势影响，即使因为某种原因患者预后存在时间趋势，也能将偏倚减到最小。

怎样去解决简单随机化带来的问题呢？可以考虑采用**区组随机化分组**。区组随机化分组，保证了将患者分区组后，分配到所有疗法中的患者数相等，而且每一区组内的患者入组顺序是随机的。区组随机化方法是目前运用最多的随机化方法。

举个例子，假设区组大小为 4，那么该区组内患者接受治疗的顺序有 6 种可能：AABB、BBAA、ABAB、BABA、BAAB、ABBA。区组随机化分组就是根据某一种可能的随机列表进行入组，如 ABAB / BBAA / BAAB/ ABAB / ABBA / AABB。区组随机化分组能使试验在任何一个时刻终止时，都可以保证入组患者是随机均衡地分配到两组当中去的。区组的大小首先跟疗法的数量有关，比如有两组治疗方法，区组的大小为 4 会比较合适。它还会受到包装和研究药物的限制，也和可以招募到的患者的数量有关。一般而言，区组大小是总体数量的一个因子，比如说 50 人不能被 4 整除，可能就需要调整成其他的区组大小。

区组随机化分组的优势就是可以保证各个治疗组中的患者数量是相等的。如果试验提前停止了，至少能保证入组的患者数量和基线有很好的均衡性。劣势就是，如果是非盲试验，在决定区组大小后通常可以获知分组方法，并且可能会被猜到后面的患者随机到哪一个组。比如一个非盲态的试验，如果知道了区组大小是 4，也知道了前面 3 个患者用的是什么药，就可以知道第 4 个患者将用什么药。解决方法就是使区组大小为可变的，可以是随机决定的，使区组大小不再是一个固定的值。

在临床试验的统计学原则（ICH-E9）中提到，区组大小应尽可能地小，以限制可能存在的不平衡；但也应保证其足够大，以避免能从中推断出患者入组顺序。因为如果区组较小，可能会猜出下一疗法是什么；区组较大，尤其在采用简单随机化分组时，可能导致分配不均。另外要注意的是，除去一些特殊的开放性研究，中心研究人员和监管团队都不应被告知区组大小。因此，区组大小不应被写入研究方案。

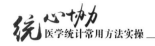

2.1.3 常见随机化错误（没有设置分层）

例三： 在某项比较不同药物治疗同一种癌症患者效果的研究中，将患者进行编号，并根据单双号将患者分配到不同的治疗组。

解析： 癌症的病理类型和分期，以及其他因素（如乳腺癌患者是否已绝经及病灶范围等）会影响患者的预后。若各组间这些因素差异很大则会影响到对疗效的评价。这时可以将这些因素作为层做分层随机化分组。在分层随机化分组时，先要确定患者属于哪一层，然后在各个层中对患者进行分组。

如果只是简单随机，病理类型和分期这些因素很有可能没有办法平衡，可能存在入组之后一组基线状况很差，另一组很好的情况。解决办法就是采用分层随机化分组方法，先将研究对象按照重要的协变量分层，再在各层内随机分组。

2.1.4 常见的随机化错误（事后考虑分层匹配）

例四： 对比观察拉莫三嗪与卡马西平治疗原发性三叉神经痛的近期临床疗效，假设研究中总共纳入原发性三叉神经痛患者 50 例，这 50 例患者按照简单随机化方法分为试验组（拉莫三嗪组）和观察组（卡马西平组）。两组最后均为 25 人，两组患者在性别、年龄、病程、吸烟、高血压、糖尿病、发病的三叉神经分支区域上无显著统计学差异（$P > 0.05$）。

解析： 该例主要的错误在于随机方法上存在错误。原文作者将患者按照简单随机法进行了分组，虽然进行检验之后，认为患者在性别、年龄、病程、吸烟、高血压、糖尿病、发病的三叉神经分支区域等方面无统计学差异。但在样本并非足够大时，简单随机化分组能达到如此理想的均衡效果的概率是比较小的。比较科学的做法是采用"分层随机化"。即根据案例中的重要因素，将符合纳入标准的患者分成多个小组，每个小组中的患者在性别比例、年龄大小、病程长短、吸烟与否、发病的三叉神经分支区域上等各项情况较为接近（这里指的是数值或比例上较为接近），再将每个小组中的患者简单随机地均分入试验组和对照组，以使各个重要的非试验因素在组间比较均衡。

例四中，原文作者非常有意识地在收集完数据之后做了两组患者间的性别、年龄等可能影响疗效的因素的比较，发现没有统计学差异。但原文作者在试验设计之前并没有考虑这些因素，而是在收集到数据后才去看两组间基线是否有差别。这是一件很危险的事情，很可能在很多比较重要的影响预后的因素上，会有不均等的现象出现。特别是在样本不够大时，简单随机化分组达到理想的均衡效果的概率是很小的。如果已经知道某些基线对预后是有影响的，就应该提前把其作为分层因素考虑。

分层随机化分组，就是先根据研究对象进入试验时某些重要的临床特征或危险因素分层，如年龄、性别、病情、疾病分期等，然后在每一层内进行随机分组。在临床试验中，一般会将分层因素限制在 3 个以内。小样本量的话，需要考虑分层因素的个数和层数。比如有 120 个患者，设置了 3 个分层因素：性别，年龄（ > 65 岁 vs. ≤ 65 岁），以及患者体力状态评分[①]（ECOG PS 评分，0 vs. 1），这样会有 $2 \times 2 \times 2 = 8$ 层。注意，分层过多可能会削弱随机效果，同时会导致层内人数太少，难以保证基线的平衡。所以一般只按照最重要的 1 ~ 3 个因素进行分层。所有的分层因素都必须是提前规划好的，要在试验方案里写清楚。若分层因素包括试验中心，而中心个数较多时，有时可以合并较小的试验中心以减少分层层数。

分层区组随机化分组，就是将分层随机化分组和区组随机化分组结合起来。如果分层后在亚组内的随机分组方法为区组随机化，那么整个研究的分组方案就是分层区组随机化分组。一般在大样本的时候用到的会比较多。多中心临床试验采用的随机化方法主要是分层区组随机化法，中心通常为一个分层因素。某些疾病亚型对疗效有影响时，也应将其作为分层因素考虑。

适应性随机化分组，可以在患者分组的过程中纠正既存的不均衡性，或将预后因素可能导致的不均衡性最小化。一般分为两种，一种是基于已入组患者的基线信息，下一个患者不会被简单随机分组，而是会被以一种将各组间差别最小化的方式分组（使各治疗组中患者数量及特征等尽量相似）。另一种是基于应答，依据已入组患者的药物治疗效果来决定下一入组患者被分配到各试验组的概率。

[①]　由东部肿瘤合作组织（Eastern Cooperative Oncology Group，ECOG）制定，用于评价患者的活动状态（performance status，PS）。

基于基线的适应性随机化分组，常用方法为 Pocock 和 Simon 最小化方法。假设有 5 个分层因素，每个分层因素有 2 个等级的话，则共有 $2^5 = 32$ 个等级，这个数字其实是非常大的，以至于在分层区组随机化分组中不可能实现。这个时候就可以考虑采用 Pocock 和 Simon 最小化方法。它可以根据对分层因素的重视程度给出不同权重，每一个患者都会被分配到使两组间分层因素综合边际差异（marginal difference, MD）最小的那一组。当分配已经平均时，下一个患者被随机分入各组的概率均等。下面举例说明怎么使用这个方法（图 2-2）。

比如说关注的因素包括总人数、年龄、ECOG PS 评分和性别。下一个入组的患者基线情况为 > 65 岁，ECOG PS 评分 = 0，女性。如果入 A 组，MD 为 $1 \times |18-15| + (1 \times 2 + 1 \times 1) + (2 \times 0 + 2 \times 3) + (1 \times 1 + 1 \times 4) = 17$；如果入 B 组，MD 为 $1 \times |17-16| + (1 \times 0 + 1 \times 1) + (2 \times 2 + 2 \times 3) + (1 \times 1 + 1 \times 2) = 15$。基于 MD，下一个患者会被入组到 B 组。

下一个患者：>65 岁，ECOG PS 评分=0，女

权重	因素	A组已入人数	B组已入人数	下一个患者入至A组	下一个患者入至B组
1	总人数	17	15	18	16
1	年龄：>65岁 vs. ≤65岁	4 vs. 13	3 vs. 12	5 vs. 13	4 vs. 12
2	ECOG PS评分：0 vs. 1	5 vs. 12	6 vs. 9	6 vs. 12	7 vs. 9
1	性别：男 vs. 女	10 vs. 7	11 vs. 4	10 vs. 8	11 vs. 5

MD = 17

MD = 15

注：基于MD，下一个患者会被入组至B组。

图 2-2　基于基线的适应性随机化分组示例

基于应答的适应性随机化分组（图 2-3）是已入组患者的药物应答会被用于决定下一患者入组的分配方法。其目的是给疗效比较好的组纳入更多的人。例如，共计划纳入 39 个患者，有 A、B、C 3 个组。先规定前 15 个患者会以相同的概率被纳入到这 3 个组中去，概率均大概是 0.33。当积累了 15 个患者之后，可以基于他们的药物应答，使接下来的患者以不同的概率，纳入到 3 个不同的组中去。基于模拟的设定，最好的应答组的 ORR 是 53%。那么第 16 个患者进入 ORR = 53% 那一组的可能性会更大一点；而应答比较差的 ORR = 43% 的这一组，患者会以更小的概率进到这个组中去。基于应答的适应性随

机化分组方法在 II 期临床试验中非常有用，因为我们希望疗效好的药物能够得到更多的证据。

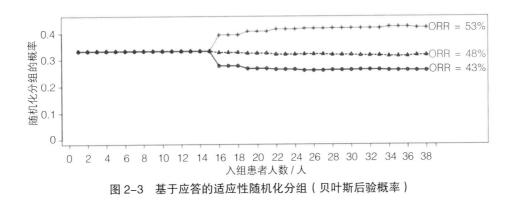

图 2-3 基于应答的适应性随机化分组（贝叶斯后验概率）

2.1.5 常见的随机化错误（监查不当破坏随机化）

例五：某项临床试验在监查时未查看试验用药情况，可能出现药物方法不随机、挑选试验药及对照药、主要研究者把试验药平均分配给几个研究者等问题。

解析：随机为临床研究的基本原则。必须由专人保管试验药物（启动、加强培训），按照受试者入组的先后顺序依次发放试验药物（序号由小到大）。严禁将试验药物平分给几个研究者。在监查中每次监查必须看到药物发放登记表，确认药物的发放是否随机，还有掌握入组的实际进度。

这是一个由于监查不当破坏随机化的例子。总结一下，一个好的随机化分配方法能使组间人数基本相等，组间基线特征和组间重要协变量均衡。需要尽量保持患者和研究团队的盲态，对未来的分配不能被预测，分配的规则可以被重复使用，以及分配的过程可以提供一个供监查的清晰且可追踪的档案。

2.2 试验设计的基本原则：均衡

除了组间基线的均衡，还有随机比的均衡。如图 2-4 所示，假设固定参数下，

1：1随机得到的效能是92%。当随机比变为7：3时，相同总人数下，效能下降至85%。相同总人数下，均衡随机（1：1）的效能最大。

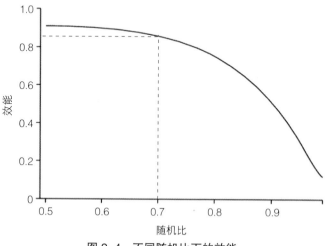

图 2-4　不同随机比下的效能

在有些特殊情况下，我们也会运用**非等量随机化分组**。比如说要证明一个药物的安全性，需要一定患者数下限。比如说相对于1：1分配，2：1分配可以使更多患者去试验组，提高试验吸引力。比如说在具有3种疗法（A vs. B vs. 安慰剂）的时候，疗法分配随机为2：2：1，为A与B之间的对比提供更多效能。如前所述，为使分配方案为2：1的研究获得和1：1的研究同等的效能，其样本量将大于分配方案为1：1的研究。

2.2.1　常见的均衡错误（盲目遵循均衡原则）

例六：某研究分析了 N 末端前脑利钠肽前体（NT−proBNP）在呼吸困难人群中对心力衰竭的诊断价值，在设立了统一的纳入标准和排除标准后，研究者募集到了1641例呼吸困难的人群。并采用金标准将患者划分为心衰患者（$n =$ 568）和非心衰患者（$n = 1073$）。在此研究中，试验组（心衰患者）和对照组（非心衰患者）的样本之比大约是1：2。评论认为要是试验组和对照组不均衡的话，研究结果就不够可靠。

解析：实际上，试验组和对照组不平衡的问题并不是这项研究的缺陷，反而是研究的亮点。特别是在诊断试验中，诊断敏感性和特异性与诊断界值的取舍密切相关，而诊断界值的取舍又在很大程度上取决于待评价试验结果在试验组和对照组中的分布状况。如果刻意将试验组和对照组比例控制到 1 ∶ 1，当然也能进行诊断准确性方面的统计学分析，但是问题在于，这种统计分析结果不具备外推性，或者说其结论不能直接用于指导临床工作，因为试验组和对照组的比例完全是虚拟的，与真实世界的情况相差甚远。均衡性原则主要是针对干预性研究（如随机对照试验）提出来的，如果研究者开展的是观察性研究或诊断性试验，则没有必要完全遵循这一原则。观察性研究和诊断准确性试验最重要的是要体现真实世界，即试验组和对照组应该是自然形成的，无须刻意将其比例控制在 1 ∶ 1。

这是一个诊断试验中试验组和对照组样本量为 1 ∶ 2 的例子。诊断试验的评价是指选择一定数量的某病的可疑患者，用诊断该病的"金标准"和需要评价的诊断方法，进行同时诊断，从而对该诊断方法诊断该病的准确性及可靠性进行评价。还有一些观察性试验，数据库里不同的人群的比例可能就是不均衡的，而且这个不均衡反而会是试验的亮点，因为它在一定程度上反映了真实世界当中人群的比例。所谓均衡性原则，其实主要还是针对干预性研究（如随机对照试验）提出来的。

2.3　试验设计的基本原则：对照

有比较才能有鉴别，对照是临床试验设计的重要原则之一，是否正确地选择了对照组直接影响试验药的有效性和安全性评价。临床试验中要求所设置的对照组与试验组除研究因素外，其余的一切因素要具备对等的条件，也就是对照组与试验组同质、可比，否则试验就可能引入偏倚。

2.3.1　常见的对照错误解析（没有对照）

例七：吡喃阿霉素（THP）在恶性肿瘤联合化疗方案中的疗效研究中，原作者采用国内外常用的化疗方案加以改良，即以吡喃阿霉素（THP）代替阿霉素（ADM）或表阿霉素（E2ADM）治疗各种恶性肿瘤90例，其中初治病例43例，复治病例47例，治疗后完全缓解7例，部分缓解41例，无变化32例，进展10例，总有效率53.3%。

结论：试验方案明显优于传统疗法。

解析：原作者的主要目的是分析吡喃阿霉素在恶性肿瘤联合化疗方案中的疗效，但通篇没有提及其化疗法的疗效，更没有进行必要的统计分析，没有比较的基础，因而不能对该疗法的疗效进行准确的评价。

建议：应设立必要的对照组，如 ADM 或 E2ADM 疗法组，保证各组在重要的非试验因素如病种、病程等方面达到均衡，以使各组具有可比性，通过一段时间的治疗，得到试验数据。由于有了比较的基础，再加上选择了适当的统计分析方法，得出的结论就比较可信。

例七得到的结论是错误的，如果缺少对照的话，并不能给出试验方案明显优于传统疗法这样一个结论。建议设置必要的对照组，如果不能做随机对照试验，只能做单臂试验，也需要去既往文献中找历史对照。

2.3.2 常见的对照错误解析（阳性对照药物未经临床试验证明）

例八：一个申请用于治疗乳腺增生引起的周期性疼痛的药物，其临床试验设计为阳性药对照的优效性试验。申办方选择了一个国内早年上市的药物，该药物的适应证为乳腺小叶增生辅助治疗，且该阳性对照药没有经过系统的临床试验证明其疗效。

解析：分析这个实例，虽然阳性药为国家批准上市的药物，但其被核准的适应证并不包括乳腺增生引起的周期性疼痛，因此阳性药对于该适应证的安全性和有效性尚没有得到确证，这种性质的阳性药作为研究药物真实疗效判断的标尺不符合要求。另外没有经过系统的临床试验而获得上市的药物，由于历史的原因虽可能还在临床应用，但作为阳性药是不合适的。

建议：原则上，应选择当前对所研究疾病疗效最好的阳性药物作为对照。

阳性对照药物必须是疗效肯定、医药界公认、药典中收载的药物。如果有多种阳性对照药物可选，应该选用已知的，对所研究的适应证公认的、最为有效和安全的药物，并且使用剂量和给药方案必须是该药的最优剂量和最佳方案。

2.3.3　常见的对照组错误解析（文献对照）

例九：某研究者比较了文献中治疗霍奇金病的 13 种药物，列出了检索到的没有对照的 II 期临床试验的资料，由此得出 682 例用长春碱的治疗中 68% 有效，而 149 例用卡莫司汀的治疗中 50% 有效。

解析：由于两组患者来自不同的研究，患者的选择和评价方法不同，因而不能肯定长春碱更有效。这一类文献检索无疑是有益的，但对结果作说明时要谨慎。

建议：目前，广泛应用的荟萃分析是对文献进行综合的一种方法。但这种方法要求先要对综合的文献过筛，即要以一定的科学的标准来确定综合的文献是科学、可靠的。

通过历史文献的检索获取信息是值得推荐的，但需要严谨地通过荟萃分析得到一个综合的估计。

对照之后的设盲，指在一个临床试验中，给予或受到的治疗是未知的。受试者不被告知他们被分配到试验组还是对照组。盲法的核心目标是为了避免由于获知治疗方案带来的结果偏倚。盲法可以从不同的角度来限制偏倚，比如说患者的选择，如果患者知道自己被分配进了对照组，那么他很可能就不会愿意再继续进行试验。比如说患者对药物的应答，对于一些比较主观的评价指标，如对疼痛级别的自评，患者很可能在知道自己用了什么治疗方案后，对评价结果有一定程度的主观偏倚。比如说研究者的看法，研究者很可能在知道了治疗方案之后，对结果的评估和决策有一定的影响。以上这些情况，都建议用设盲来避免偏倚。但并不是所有试验都可以在盲态下进行，比如说有特殊的不良事件，或有特殊治疗操作的试验。

根据设盲程度的不同，盲法的分类有 3 种，即单盲、双盲和三盲。单盲指的是仅患者处于盲态；双盲是指患者和研究者处于盲态；三盲指的是患者、研究者和申办方都是处于盲态的。之所以要让研究对象处于盲态，一是因为在"非治疗组"或标准治疗组中的知情患者可能会因失落而退出研究；二是因为在研究药物组的知情患者可能会出现安慰剂效应（placebo effect），即研究药物组可能会表现得比真实情况更有效；三是因为研究对象的主诉和合作程度可能会因对治疗的主观感受而出现偏倚。

以 1975 年 NIH 开展的一项关于感冒的研究（Karlowski，1975）来说明非盲态在研究对象中产生的偏倚。311 名参与者根据维持期和治疗期用药不同被随机分配为 4 组。其中，安慰剂组在维持期和治疗期均使用安慰剂。维生素 C 组在维持期和治疗期均使用维生素 C 治疗。可以看到，不知道自己用药情况的受试者，安慰剂组和维生素 C 组的平均感冒时间相近。正确猜到自己用药情况的受试者，若在安慰剂组则平均感冒时间更长，若在维生素 C 组则平均感冒时间更短（表 2-1）。

表 2-1　研究对象在盲态和非盲态下汇报的感冒天数

感冒时间（天）		
	盲态研究对象	非盲态研究对象
安慰剂组	6.3	8.6
维生素 C 组	6.5	4.8

有时第三方评估也需要保持盲态。因为如果是主观的研究终点，评估者偏见会使评估者认为他所倾向的疗法有更好的效果。即使是"固定的"研究终点也通常需要临床判断，如血压、心肌缺血、肿瘤评估。

2.4　试验设计基本原则：重复

重复原则的概念通常有 3 个含义，即重复取样、重复测量和重复试验。重复取样和重复测量多适用于临床前试验。从同一个样品中多次取样，测量某定量指标的数值，称为重复取样。对接受某种处理的个体，随着时间的推移，对其进行多次观测，称为重复测量（临床试验中心电图同一时间点的 3 次测量也可归为此类）。重复试验可理解为临床试验中针对独立样本的重复试验。即在相同的试验条件下，做两次或两次以上的独立试验。这里的"独立"是指要用不同的个体或样品做试验，而不是在同一个体或样品上做多次试验。整个试验设计包括的各组内重复试验次数之和，称为样本大小或样本含量。

除了单个试验的重复，还有试验间的重复，如美国食品和药品管理局（Food and Drug Administration，FDA）会要求在常规药物（非肿瘤类）研发中，第一个Ⅲ期临床试验的结果能够被第二个Ⅲ期临床试验所复制，以进一步控制一类错误（假阳性）。另外，如果多个Ⅱ期和Ⅲ期临床试验的结果相近，由荟萃分析得到的证据强度会高于单个Ⅱ期和Ⅲ期临床试验。总而言之，重复的过程，是一个积累证据的过程、精确化观测结果的过程，也是一个探索、学习、确证的过程。

写在最后

本章我们主要从随机、均衡、对照及重复 4 个方面介绍了试验设计当中一些需要注意的事项，我们希望得到的结论是可被重复的，证据强度是比较高的，偏倚是比较小的。如果从这 4 个角度去考虑试验设计，可以更大程度地去避免试验的偏倚。

参考文献

[1] ICH Harmonised tripartite guideline statistical principles for clinical trials E9 [EB/OL]. (1998–02–05)[2023–10–25]. https://database.ich.org/sites/default/files/E9_Guideline.pdf.

[2] KARLOWSKI T R, CHALMERS T C, FRENKEL L D, et al. Ascorbic acid for the common cold. A prophylactic and therapeutic trial[J]. JAMA, 1975, 231(10): 1038–1042.

[3] 胡良平, 李子建, 刘惠刚. 医学论文中统计分析错误辨析与释疑 (13)——实验设计原则的正确把握 [J]. 中华医学杂志, 2004, 84(13): 1134–1136.

[4] 胡良平, 李子建, 刘惠刚. 医学论文中统计分析错误辨析与释疑 (15)——实验设计原则的正确把握 [J]. 中华医学杂志, 2004, 84(15): 1315–1317.

[5] 胡良平, 刘惠刚, 李子建. 医学论文中统计分析错误辨析与释疑 (16)——实验设计原则的正确把握 [J]. 中华医学杂志, 2004, 84(16): 1406–1408.

[6] 李子建, 刘惠刚, 胡良平. 医学论文中统计分析错误辨析与释疑 (14)——实验设计原则的正确把握 [J]. 中华医学杂志, 2004, 84(14): 1228–1230.

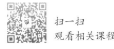 扫一扫 观看相关课程

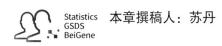 本章撰稿人：苏丹

第3章
Ⅰ期爬坡临床试验设计

随着国内药厂越来越多参与到创新药的研发，更多的癌症药物Ⅰ期爬坡临床试验设计方案进入到大家的视野。在最初的3+3试验设计中，我们可以通过简便的规则找出能够承受的最大剂量（因为我们假设剂量越高疗效越好）。但很快，大家也发现3+3试验设计的局限，希望寻找到更多更灵活的试验设计方案，随之就出现了BOIN、i3+3、mTPI-2等一系列新颖的试验设计。

这一章主要介绍癌症药物Ⅰ期爬坡临床试验的几个主要种类（图3-1）。标红部分为使用可能较为方便的设计，我们将着重介绍。

▶癌症药物Ⅰ期爬坡临床试验
　▶单药
　　▶基于算法的：3+3, i3+3
　　▶基于模型辅助的：BOIN, mTPI, mTPI-2（keyboard）
　　▶基于模型的：CRM, BLRM
　▶双药
　　▶基于规则的：Ci3+3
　　▶基于模型的：BLRM-2d, PIPE

图3-1　癌症药物Ⅰ期爬坡临床试验主要种类

3.1 基于算法的试验设计

首先，我们用下面的例子（图 3-2）来回顾一下 3+3 这个最常用的设计。假设我们有 4 个目标剂量，从最低的剂量 1 开始，我们分配给 3 位受试者使用，如果没有观察到任何剂量限制毒性（dose-limiting toxicity，DLT）事件，则我们给另外 3 位受试者使用剂量 2；如果仍然没有观察到任何 DLT 事件，则再给 3 位受试者使用剂量 3；如果剂量 3 试验中的 3 位受试者中有 1 位出现了 DLT 事件，则我们需要在该剂量试验中再增加 3 位受试者；如果在这 6 个人中，仍然只有 1 位受试者出现了 DLT 事件，则我们可以继续增加剂量，再给 3 位新的受试者使用剂量 4；如果我们在接受剂量 4 的 3 位受试者中又发现了一个 DLT 事件，则我们会在剂量 4 追加 3 位受试者，但如果后 3 位受试者中也出现了一个 DLT 事件，则剂量 4 就被认定为毒性不可接受，剂量 3 成为最终的最大耐受剂量（maximum tolerated dose，MTD）。

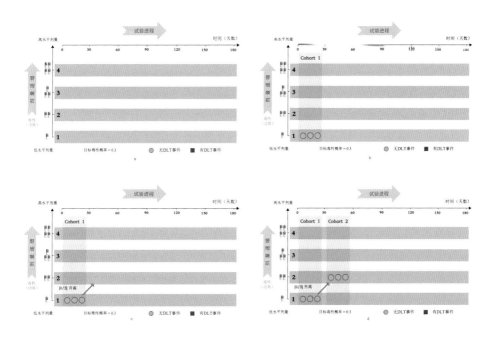

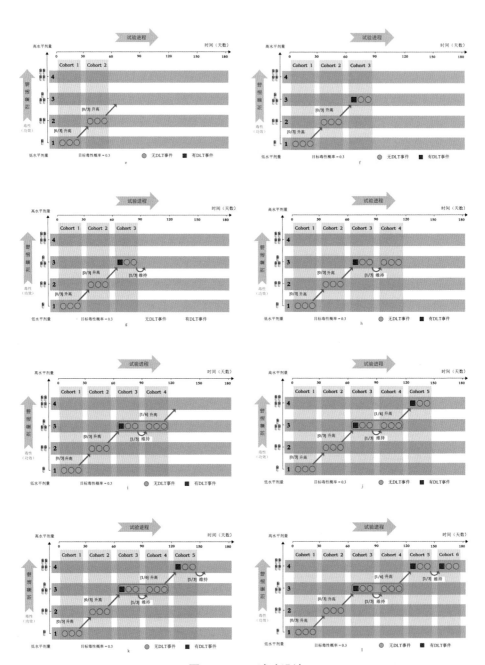

图 3-2　3+3 试验设计

通过这个例子我们可以很清晰地看到 3+3 试验设计的一些限制：如目标最大可容忍毒性为 33%，固定不可调节；每组患者数固定为 3 人，固定不可调节；无法自由限定试验最多人数（虽然可根据研究剂量个数预估最多人数），等等。因此统计学家在和医生的讨论过程中又发明了其他一些更加灵活的试验设计。

其中一个比较有名的就是 i3+3 试验设计。i3+3 试验设计类似于 3+3 试验设计（图 3–3），基于算法 / 区间；当设定了可接受最大毒性范围（如 25% ～ 35%）后，我们可以依据下图右侧的规则设定下一组患者的使用剂量，直至入组人数达到预先设定的上限，或达到最低的毒性不可接受剂量。

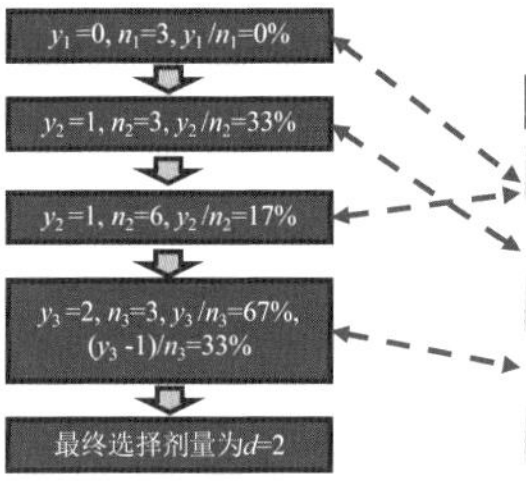

条件	决定	下一剂量
y_d/n_d低于范围下界25%	剂量增加	d+1
y_d/n_d在范围内(25%, 35%)	剂量不变	d
y_d/n_d高于范围上界35%，且$(y_d-1)/n_d$低于范围下界25%	剂量不变	d
y_d/n_d高于范围上界35%，且$(y_d-1)/n_d$在范围内(25%, 35%)	剂量降低	d-1
y_d/n_d高于范围上界35%，且$(y_d-1)/n_d$高于范围上界35%	剂量降低	d-1

注：d 为现在所在剂量，n_d 为已给药患者数量，y_d 为发生 DLT 事件患者数量。

图 3–3　i3+3 试验设计示意

3.2　基于模型辅助的试验设计

贝叶斯最优区间设计（Bayesian optimal interval design，BOIN）是 2016 年由 MD Anderson 癌症中心的袁鹰教授提出的。这个设计有效地去除上述设计限制，提供了更加灵活的Ⅰ期爬坡临床试验设计方案，具有以下优点：①可调节目标毒性；②可调节每组患者人数；③可规定最多患者数量；④可基于贝叶斯计算将设计最优化。以 30% DLT 比率为最高可接受毒性为例，我们可设计以下流程（图 3–4）。

可以看到，对于当下剂量的入组，可以是一个患者，也可以是多个患者；在未达到最多患者数量之前，都可以根据已经入组的患者随时更新当下剂量的 DLT 估计率，并且按照针对 30% 得出的允许范围（0.236，0.359）来决定下一组患者应该适用的剂量。 在达到最大患者数后，则会根据所有收集的数据给出 MTD 的推荐。

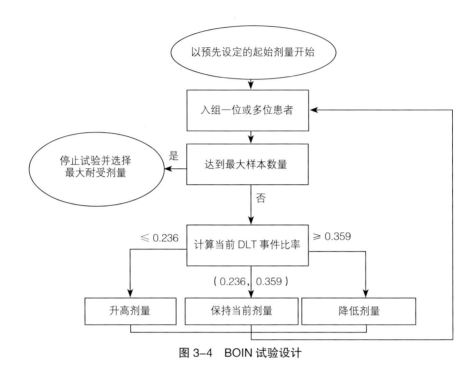

图 3-4　BOIN 试验设计

类似的，我们还有现在常用的 mTPI-2 试验设计。其优势在于可以更灵活地设置试验参数，满足不同要求。特别是，mTPI-2 试验设计还可以提前给出基于已收集数据的决策树。假设我们仍然设置 30% 为最高可接受 DLT 事件比率，依据图 3-5，我们可以找到不同数据情况下对应的下一剂量。例如，第一组入组 4 人，无 DLT 事件，则依据红色○内字母 E（escalate）提示，下一个研究剂量应该升高；如果在接下来的 3 人中，发现了一个 DLT 事件，则依据红色△内字母 S（stay）提示，下一组患者用药仍然停留在该剂量；如果在该剂量上又积累了 3 个患者，而又发现 2 个新的 DLT 事件，等于在 7 位患者中找到 3 个 DLT 事件，则根据□内字母 D（de-escalate）提示应该降剂量。同时，如果反复发现在某个剂量会发生 DLT 事件，则用字母 DU（delete from design）表示永远不再尝试该剂量。

可以发现，其实类似的试验设计是传统 3+3 试验设计的一个拓展。3+3 试验中，只提供了总数为 3 或 6 时的判断规则，而其他这些新的试验设计则提供了更多人数的选择。

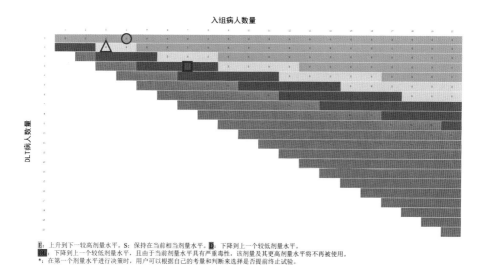

E: 上升到下一较高剂量水平。S: 保持在当前相当剂量水平。D: 下降到上一个较低剂量水平。
DU: 下降到上一个较低剂量水平，且由于当前剂量水平具有严重毒性，该剂量及其更高剂量水平将不再被使用。
*: 在第一个剂量水平进行决策时，用户可以根据自己的考量和判断来选择是否提前终止试验。

图 3-5　mTPI-2 试验设计示意

3.3　基于模型的试验设计

相较于上面介绍的试验设计，CRM、BLRM 这一类完全基于模型并由模型预测分布做判断的试验设计无法提前给出决策树，需要在每个药物剂量决定的节点由统计师给出当下对各剂量毒性的一个判断。因此多用于药厂支持的临床研究项目。

3.4　试验设计的流程

既然我们有这么多种试验设计可供选择，那我们就再来看一下，在具体的试验设计中，我们按照什么样的流程，从哪些方面来衡量选择这些试验设计更为科学。

假设我们在同类药物 I 期临床试验中观察到的 DLT 情况如下（图 3-6）：①在推荐到 II 期的剂量上 DLT 事件比率为 $0/9 = 0\%$；②在其他剂量上 DLT 事件比率最多为 $3/12 = 25\%$。因此我们预期在同类开发药物上会有比较好的安全性。那么如果可接受最高 DLT 事件比率为 30%，应该使用什么样的设计？

	剂量水平 1 15 mg （n=12）	剂量水平 -1 10 mg （n=7）	剂量水平 1+ 15 mg （n=9）	剂量水平 2 20 mg （n=9）	合计 （N=37）
任何等级的严重不良事件，n（%）	2（17）	5（71）	5（56）	3（33）	15（41）
3、4等级的不良事件，n（%）	10（83）	5（71）	8（89）	6（67）	29（78）
DLT事件数，n	n=3：超过7天的3级嗜中性白血球减少症(n=1)，3级皮疹(n=2)	n=1：4级嗜中性白血球减少症	n=1：4级沙门氏菌败血症	n=0	n=5（14）

图 3-6　某试验药物不同剂量下的安全性数据总结

回到 I 期爬坡临床试验的主要目的，是为了在保护患者安全的前提下（DLT 事件尽量少，出现 DLT 事件的患者尽量少），有更高的概率选择正确的 MTD。那我们就可以通过从这些角度的衡量来选择试验方案。

假设我们只关注 mTPI-2 和 3+3 两种试验设计，对于新药计划探索与先前历史数据药物的剂量相当的三个递增剂量。且通过上面的历史数据，我们判断试验药物总体安全。很自然，我们会假设三个剂量下 DLT 事件比率均较低（如0.05、0.1 和 0.15，图 3-7）。通过模拟我们会发现，在这样的假设下，3+3 试验设计会比 mTPI-2 试验设计有更高 MTD 正确选择率（第三个剂量）（0.694 vs. 0.499），同时 3+3 也会使用更少的患者（3.636 vs. 7.371），以及观测到更少的 DLT 事件（0.611 vs. 1.143）。也就是说，3+3 试验设计会相对激进。因此，在药物相对安全的情况下，容易更快地上升到 MTD 剂量。

目标毒性0.2，模拟1000次		正确选择率		治疗病人数		DLT 事件数	
剂量水平	真实DLT事件比率	mTPI-2	3+3	mTPI-2	3+3	mTPI-2	3+3
1	0.05	0.132	0.089	4.851	3.636	0.242	0.169
2	0.1	0.357	0.195	5.634	4.11	0.561	0.395
MTD → 3	0.15	0.499	0.694	7.371	3.636	1.143	0.611

图 3-7　某试验药物不同爬坡试验设计下试验性能对比 1

如果我们换一个假设，假设三个剂量里面第二个剂量是可以被允许的 MTD，而第三个剂量的毒性已经超出了我们的允许范围（30%）。我们会发现，两种试验设计方案的表现会呈现出另外一种状态（图 3-8）。在这种情况下，mTPI-2 试验设计会比 3+3 试验设计有更高 MTD 正确选择率（0.352 vs. 0.301）。虽然 3+3 试验设计仍然是会使用更少的患者、观测到更少的 DLT 事件，但是由于 3+3 试验设计选择正确 MTD 的概率更低，我们可能更倾向于选择 mTPI-2 试验设计方案。

目标毒性0.2，模拟1000次		正确选择率		治疗病人数		DLT 事件数	
剂量水平	真实DLT事件比率	mTPI-2	3+3	mTPI-2	3+3	mTPI-2	3+3
1	0.1	0.444	0.307	7.359	4.458	0.737	0.445
MTD → 2	0.2	0.352	0.301	6.414	4.554	1.338	0.952
3	0.3	0.134	0.301	3.687	2.724	1.162	0.837

图 3-8   某试验药物不同爬坡试验设计下试验性能对比 2

实际使用中，我们甚至会提出更多种的药物毒性假设，基于更多设计方案的比较，选择最优的设计方案。

3.5 双药爬坡设计

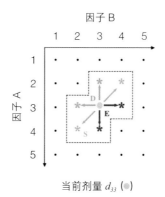

当前剂量 d_{33}（●）

图 3-9   Ci 3+3 试验设计示意

随着更多联合用药的探索，我们也越来越多地遇到两个药物都有多个剂量选择的情况。总体来说，上面提到的各种方法，都会衍生出适用于双药爬坡的方案。以 i3+3 试验设计为例，对于双药的试验，我们有 Ci3+3 的设计方法。类似于 i3+3 试验设计，对于两个药物，我们各自设置 5 个探索剂量（图 3-9），并在二维空间中设定相应规则，指导下一步的用药剂量：蓝色圆点代表当前剂量；绿色星号代表低毒剂量；蓝色星号代表同等毒性剂量；红色星号代表更高毒性剂量。

3.6 其他更新颖的设计方案

在最初的介绍中我们了解到，早期的药物研发会认为药物剂量越高，带来的疗效越好，因此在早期的爬坡试验中，我们只考虑安全因素，专注于 DLT 的衡量。但在很多靶点药物或免疫类药物中，我们可能会发现药物剂量上升安全性下降，但有效性并没有随之上升的情况。因此统计师对于这类药物又引进了新的模型，如可以同时考虑安全性和有效性的 AAA 试验设计（Lyu，2019）。该设计除了同时考虑安全性及有效性外，也适用于两药联用的爬坡，并且依据模型的建议，可以同时开展两个不同药物剂量组合的检验，甚至基于模型，可以回溯增加计划外的剂量，用来寻求最优剂量。

参考文献

[1] JI Y, WANG S J. Safety Concerns of the 3+ 3 Design: A Comparison to the mTPI Design[C]// Topics in Applied Statistics: 2012 Symposium of the International Chinese Statistical Association. New York, NY: Springer New York, 2013: 125–135.

[2] LE TOURNEAU C, LEE J J, SIU L L. Dose escalation methods in phase I cancer clinical trials[J]. J Natl Cancer Inst, 2009, 101(10): 708–720.

[3] LIU M, WANG S J, JI Y. The i3+ 3 design for phase I clinical trials[J]. Journal of biopharmaceutical statistics, 2020, 30(2): 294–304.

[4] LIU S, YUAN Y. Bayesian optimal interval designs for phase I clinical trials[J]. Journal of the Royal Statistical Society: Series C: Applied Statistics, 2015: 507–523.

[5] LYU J, JI Y, ZHAO N, et al. AAA: triple adaptive Bayesian designs for the identification of optimal dose combinations in dual–agent dose finding trials[J]. Journal of the Royal Statistical Society Series C: Applied Statistics, 2019, 68(2): 385–410.

[6]　U.S. Food and Drug Administration. Guidance-Expansion Cohorts: Use in First-in-Human Clinical Trials to Expedite Development of Oncology Drugs and Biologics Guidance for Industry [EB/OL]. (2022-03-02)[2023-10-25]. https://www.fda.gov/regulatory-information/search-fda-guidance-documents/expansion-cohorts-use-first-human-clinical-trials-expedite-development-oncology-drugs-and-biologics.

[7]　YUAN S, ZHOU T, LIN Y, et al. The Ci3+ 3 design for dual-agent combination dose-finding clinical trials[J]. Journal of biopharmaceutical statistics, 2021, 31(6): 745-764.

[8]　ZHOU T, GUO W, JI Y. Pod-tpi: Probability-of-decision toxicity probability interval design to accelerate phase I trials[J]. Statistics in Biosciences, 2020, 12(2): 124-145.

[9]　国家药品监督管理局药品审评中心 . 抗肿瘤药联合治疗临床试验技术指导原则 [EB/OL]. (2020-12-30)[2023-10-25]. https://www.cde.org.cn/main/news/viewInfoCommon/e486210418a e46e01cebe7f05067f86c.

 扫一扫
观看相关课程

 Statistics
GSDS
BeiGene

本章撰稿人：廖珊妹

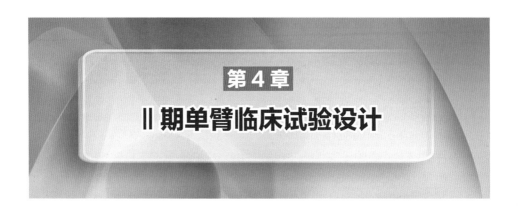

第4章
II期单臂临床试验设计

4.1 II期临床试验在癌症药物研发中的作用是什么?

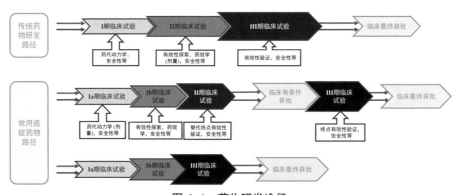

图 4-1 药物研发途径

一般来说,Ⅰ期临床试验是初步的临床药理学及人体安全性评价试验。Ⅱ期临床试验是疗效初步评价试验,目的是获得药物能否对目标适应证患者发挥疗效的初步数据。Ⅲ期临床试验是治疗作用确证试验,目的是进一步验证药物对目标适应证患者的治疗作用和安全性。传统的药物研发路径其实就是依次通过Ⅰ、Ⅱ、Ⅲ期临床试验的验证,最终临床获批(图4-1)。一般常用癌症药物研发路径为先进行Ⅰa、Ⅰb期临床试验(Ⅰa期临床试验为爬坡试验,Ⅰb期临床试验为在不同肿瘤上小范围进行的拓展性试验);待Ⅰ期临床试验通过后,进行Ⅱ期临床试验，如果试验结果显示药物的有效性非常好，可向监管机构申请附条件获批上市；再进行一个Ⅲ期确证性临床试验，以便在更大的范围验证更可靠的安全性和有效性，去支持药物的注册申请。然而，有时根据特定情况，监管机构也可能允许跳过Ⅱ期临床试验，直接进行一个Ⅲ期临床试验，这样做的目的是使药物更快临床获批，并在更大范围内进行验证。研究者发起的临床试验（investigator initiated trial，IIT）大部分还是Ⅱ期临床试验，通常会基于一些短期的终点去衡量药物的抗肿瘤活性，比如 ORR、疾病控制率（disease control rate，DCR）和 6 个月 PFS 率。如果随访时间长一点，会得到对 PFS、OS 等的估计。研究者发起的临床试验会对重要有效性参数给出一些初始的估计。除此以外，还可以探索一些预测性生物标志物。有时也会比较在多个可能的方案中，哪个治疗方案是最优的。

4.2　试验药物和人群如何选择（选择研究方向）？

首先，在设计试验时要有前瞻性，要注意平时的文献积累和数据收集，考虑临床试验开展期间新上市的药物，即在两三年后试验结果出来时，试验药物是否还具有一定的先进性。其次，从研究经费相对有限的角度考虑，Ⅱ期临床试验会从药物和医学机理角度，找出试验药物与试验疾病人群相互最为敏感的组合。例如，对于 PD1 药物，在探索一个新适应证，且未知因素较多时，是否应该选择 PD-L1 阳性患者？对于多激酶抑制剂 +PD1 药物的联合药物试验，是否可以根据多激酶抑制剂可逆转肿瘤微环境的情况，先在对 PD1 药物更为耐药的患者中进行试验？即便在药厂临床开发中，Ⅰb 或Ⅱ期临床试验患者群体也可能会比Ⅲ期临床试验中的更严格或更敏感。最后，需要结合实际患者的情况进行人群的选取，不可过于理想化，因为样本量和试验结束的时间都会受到入组率的影响。比如，假设只入组某一小类的患者，试验用药对这小类患者的疗效会很好，但这样的话，会较难征集到足够多的患者入组，导致入组时间延长，试验结果出来的时间也会被拖长。入组太慢除了推迟试验结束时间外，还可能会造成前后入组患者基线不统一，或导致其他和混杂因素相关的问题，降低试验质量。

4.3 什么情况可以选择单臂临床试验?

首先讲一下为什么要设置组内对照。一是标准治疗的疗效可能会随时间而变化,如随着时间的推移和经验的积累,医生对标准治疗的熟悉程度提高后,对不良事件的管理可能会更好,患者留在试验中的时间可能会更长,从而使标准治疗的疗效有一定的提高。二是不同研究中心间会存在差异。三是不同试验组患者的基线特征也会存在一些差异。针对这些情况,引入组内对照是较好的解决办法,通常情况下,随机对照试验被视为具有较高证据级别的一种研究设计。如果新的试验和历史对照试验的时间差距不大,并且在有稳定历史对照试验数据存在的情况下,单臂试验会比随机对照试验更有效。基于同样的参数,单臂试验所需的样本量会比随机对照试验要小。所谓稳定的历史对照试验数据,指的是多个Ⅱ期临床试验给出的类似估计(点估计、置信区间),或是近期发表的高质量的Ⅲ期临床试验数据(数据里含有对照组所需的参数)。

4.4 Ⅱ期临床试验的终点应如何选择?

Ⅱ期临床试验大多以缓解率为主要终点,如 ORR、病理学完全缓解率(pathological complete response,pCR),有时候也会考虑缓解时长,如以无症状生存期(event free survival,EFS)、无复发生存期(relapse free survival,RFS)、缓解持续时间(duration of response,DOR)这种时间持续的终点为主要终点。但是,有时患者在药物中的获益不一定是以缓解率来体现,如抑制细胞生长剂,或者患者的缓解状态难以被测量,在这种情况下,可以以 PFS 整条曲线或其在某个时间点的 PFS 率作为主要终点。如果疾病的中位 OS 非常短,也没有有效的挽救性治疗,或者 PFS 在疾病进展(progressive disease,PD)的标准上难以被精确衡量,可以考虑以 OS 曲线或其在某个时间点的 OS 率为主要终点。

那么 PFS、OS 曲线和 PFS、OS 在某个时间点上的比率,哪个更好呢?一般情况下,基于 PFS、OS 曲线的设计或检验会更有效,需要的样本量更少,因为其信息来自整条曲线,但可能需要等待更长的时间才能观测到结果。

对于单药或合并用药,如果没有合适的标准治疗,也可以进行以 PFS 为主要终点的单臂试验。需要注意的是,PFS 作为单臂研究终点会受到肿瘤评价频率的影响，因为 PFS 为区间删失的终点。同样的治疗方案和人群，试验 A 每 8 周进行一次肿瘤评估，试验 B 每 6 周进行一次肿瘤评估（图 4-2）。若 PD 出现的时间在 17～25 周，那么试验 A 会在第 24 周观察到 PD，试验 B 会在第 18 周观察到 PD。从 PD 的角度来说，越频繁地去检测 PD，可能得到的中位 PFS 会越短。所以如果只能做以 PFS 为主要终点的单臂试验，建议肿瘤评估的频率应尽量与所对照的试验保持一致。

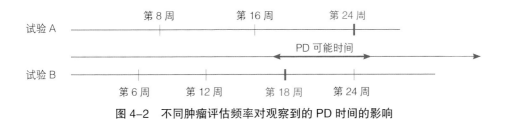

图 4-2　不同肿瘤评估频率对观察到的 PD 时间的影响

4.5 疗效探索研究如何进行有效性监测？

首先，通过文献检索找出可接受的历史对照数据，如果有多个历史对照，可以通过荟萃分析综合数据，对于数据质量比较差的试验需谨慎对待，可以做敏感性分析。

其次，通过文献检索找出相对准确的试验药物数据，如果找到的试验药物数据准确且来源可靠，可以设计没有中期分析的"一站式"试验。值得注意的是，对于Ⅲ期临床试验，即使对试验药物的预估参数很有把握，有时也还会设计中期分析，允许由于试验药物的优效性提前停止试验，从而可以让药物更早上市，让患者获益。但考虑到Ⅱ期临床试验样本量本来就较小，有很大的不确定性，不建议在Ⅱ期临床试验中期设置由于优效性提前停止试验。如果找不到准确的试验药物数据，如在比较前沿的研究中，可以考虑增加中期有效性（非劣效）监测，如果中期时药物表现太差就停止试验。

在没有相对准确的试验药物数据，考虑中期有效性监测时，可采用的方法分为频率学派方法和贝叶斯学派方法。如果以比率类变量（如 ORR、pCR）为主要终点，可采用的频率学派方法包括 Simon's 二阶段设计、Hybrid 混合设计、Ensign 或 Fleming 三阶段设计等；可采用的贝叶斯学派方法包括贝叶斯最

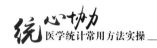

优Ⅱ期设计（Bayesian optimal phase Ⅱ design，BOP2）、时间至事件贝叶斯优化设计（time-to-event Bayesian optimal design，TOP），或者简单基于贝叶斯后验或预测概率的方法等。如果以生存类变量（如 PFS、OS）为主要终点，可采用的频率学派方法包括 Case and Morgan 二阶段设计（基于某点比率）和 Restricted Kwak and Jung 二阶段设计（基于整条曲线）；可采用的贝叶斯学派方法为 TTEconduct 试验设计（基于试验人群累积无事件时间）。

下面具体介绍一下Ⅱ期单臂临床试验中常用的 Simon's 二阶段设计。Ⅱ期单臂临床试验通过确定早期终止指标，在试验组疗效没有达到预期效果时，可以尽早终止试验，从而避免更多受试者接受无效治疗，比较符合伦理学要求，也节约了时间和成本。假设有效性主要终点为 ORR，历史对照 ORR 为 20%，预估试验用药 ORR 可达到 40%，一类错误率为单边 0.05，把握度为 80%。根据上述参数设定，有两种不同的二阶段设计选项：Minimax 和 Optimal（表 4-1）。在满足参数设定的条件下，这些选项都是可以选择的，需要研究者和统计师根据实际情况进行权衡。如果选用 Minimax 选项，总共需要入组 33 人，在入组 18 个人的时候停一下，如果此时客观缓解有效例数≤ 4 例，则停止试验。如果客观缓解有效例数大于 4 例，试验会继续进行下去，直到入组 33 人。最后，统计客观缓解有效例数，如果大于 10 例，就说明试验用药方案优于历史对照（ORR 为 20%）方案。

表 4-1　Simon's 二阶段设计

Simon's 二阶段							
试验选择	总人数	中期分析人数	停止入组（客观缓解有效例数≤）	拒绝试验组（客观缓解有效例数≤）	平均需要样本量	中期停止的概率	
1	33	18	4	10	22.3	71%	Minimax
2	43	13	3	12	20.6	75%	Optimal

在文献检索的时候，我们常常会搜到多篇文献可供参考。此时就可以通过荟萃分析（如图 4-3）综合数据，得到一个可靠的历史对照参数。在进行数据

综合时，需要对文献结果进行异质性检验，如果 p 值小于 0.1，说明各试验之间异质性强，建议用随机效应模型。若 p 值大于 0.1，则可使用固定效应模型，具体可以参照第 12 章荟萃分析。一般情况下，如果异质性不大的话，这两个模型得出的结果是差不多的。

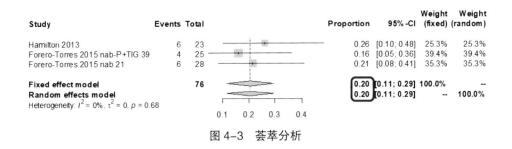

图 4-3　荟萃分析

4.6　安全性探索的研究如何进行安全性监测?

Ⅱ 期或 Ib 期临床试验设计通常没有太多地去关注安全性监测，默认 Ⅰ 期临床试验已经考虑过安全性问题了。其实，设计 Ⅱ 期临床试验仍然需要考虑是否有遗留的未知安全隐患，如新的两药联合组合、新的剂量组合、新的适应证、新的人群，都可能带来一些新的安全性问题，此时就需要同时对试验药物的安全性和有效性进行监测。针对比率类变量终点，如有效性终点 ORR 和 ≥ 3 级的治疗相关不良事件（treatment-related adverse event，TRAE）比率，频率学派的方法有 Bryant and Day 试验设计；贝叶斯学派的方法有 BOP2、TOP，或者简单基于贝叶斯后验或预测概率的方法等。如果只对安全性进行监测，方法有频率学派的严重不良事件（serious adverse event，SAE）实时监测法，贝叶斯学派的简单基于贝叶斯后验或预测概率的方法等。对于生存变量类终点（如到达 SAE 的时间等），方法有贝叶斯学派的 TTEconduct 试验设计。

下面以有效性主要终点为 ORR 和安全性主要终点为 ≥ 3 级的 TRAE 为例。其中，ORR 历史对照数据为 20%，期望该试验可达到 40%，单边一类错误率为 10%。≥ 3 级的 TRAE 历史对照为 60%，试验组为 40%，单边一类错误率为 10%。总体把握度为 80%。

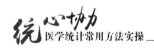

表 4-2 Bryant and Day 设计

Bryant and Day 设计		
分析时刻：已治疗患者数	停止入组（客观缓解有效例数≤）	停止入组（或毒性数≥）
17	4	8
42	12	21

注：当患者总数达到最大样本量 42 时，如果有效性终点客观缓解有效例数大于 12 且毒性数小于 21，则认为该试验药物可接受；否则认为该药物不可接受。

表 4-3 BOP2 设计

BOP2 设计		
分析时刻：已治疗患者数	停止入组（客观缓解有效例数≤）	停止入组（或毒性数≥）
20	4	12
40	11	21

注：当患者总数达到最大样本量 40 时，如果有效性终点客观缓解有效例数大于 11 且毒性数小于 21，则认为该试验药物可接受，否则认为该药物不可接受。

因为同时监测安全性和有效性，所以单边一类错误率会放大一些，达到 10%。可以看到 BOP2 设计的样本量可能会相对少一点，但基本的判定规则和 Bryant and Day 设计是差不多的。根据 Bryant and Day 设计（表 4-2），总共需要入组 42 人，在入组达到 17 个人的时候停一下，如果 ORR 太差（客观缓解有效例数≤4），或者毒性太大（毒性数≥8），就停止试验。否则的话，就继续入组至 42 人，若客观缓解有效例数＞12 并且毒性数＜21，试验药物就可以接受。BOP2 设计（表 4-3）也是类似的。由此可见，多数试验都需要在入组一定数量的患者后才可以进行第一次有效性监测。但若在有效性监测前有累计发生的严重不良事件，该如何有规划地控制？

下面举一个单独监测安全性的例子。以 SAE 为主要监测指标，最高可接受的 SAE 比率是 5%，单边一类错误率是 10%，不同人数时可接受的 SAE 比率如下（图 4-4）。N_k^* 为界值，n_k 为观测值。停止边界呈楼梯状，对应的就是纵坐标的数字，横坐标是 SAE 发生的个数，在第 1 个 SAE 出现时，不做任何决定，当第 2 个 SAE 出现后，要看目前有多少人已被给药，如果有 7 人或以上，SAE 比率小于 2/7，就可以继续进行试验。

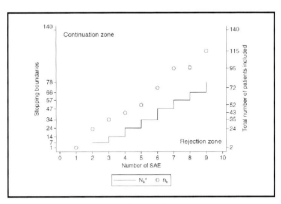

图 4-4 SAE 实时监测法（Kramar，2009）

4.7 如何选择样本量计算方法？

连续变量样本量和把握度的关系为把握度越高，所需的样本量越大（图 4-5）。这个图还展示了对连续变量，样本量和把握度的关系是一个光滑的曲线。

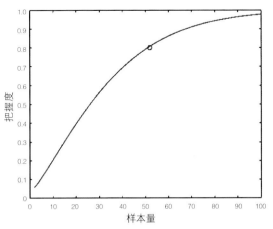

图 4-5 连续变量样本量和把握度的关系

但对于缓解比率变量（如 ORR、pCR），样本量和把握度的关系曲线其实就不是曲线而是折线了，所以在小样本的时候，用正态分布拟合就不是很合适，推荐使用二项式精确检验。二项式终点的样本量和把握度关系曲线不是连续的（图4-6），可以看到样本量为24时（表4-4），优效需要满足客观缓解有效例数≥8例，此时实际的单边一类错误率是8.92%，把握度是80.8%，这是在假设单边一类错误率为10%、把握度为80%的情况下。A'Hern（2011）的思路就是把相近的一类错误和二类错误情况下需要的样本量都计算一下，从中选择最佳设计。比如，如果入组28人，单边一类错误率还是约为9%，但把握度会增高很多，达到85.1%，而且要求的比率为9/28，不会像样本量为24时的8/24那么高。在资源比较少的情况下，可以更精细地看一下，或者，如果想把一类错误率控制得再小一点，还可以考虑单边一类错误率为6.11%这样的情况。

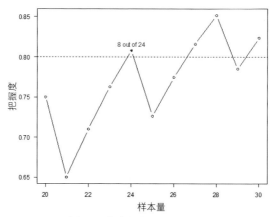

图 4-6　缓解比率变量样本量和把握度的关系

表 4-4　不同单边一类错误率和把握度下的样本量

	样本量	优效：如果客观缓解有效例数≥	单边一类错误率（＜10%）	把握度（＞80%）
1	24	8	8.92%	80.8%
2	27	9	7.37%	81.6%
3	28	9	9.00%	85.1%
4	30	10	6.11%	82.4%
5	31	10	7.46%	85.6%

对于生存变量（如 PFS、EFS、RFS 等）曲线，需谨慎使用单样本 log-rank 检验计算样本量。单样本对数秩检验（log-rank test），建议只在历史对照生存曲线已知（而非只知道其中位数）时使用，因其计算中会假设历史对照的生存曲线符合某统计特定分布，在曲线未知时难以验证该假设，而且一般单样本 log-rank 检验会需要较少的事件数（人数），可能导致"矛盾"结果出现：经单样本 log-rank 检验为阳性，但基于 Kaplan-Meier 曲线估计的试验组中位数的置信区间包含历史对照的情况。

对于生存变量在某时间的比率（如一年 PFS 率等），可以通过对风险函数非参估计得到样本量的估计。需要注意的是，PFS 或 OS 在某一时刻比率和 ORR 不同，不适合用二项式检验方法计算样本量。

最后要说明的是，很多网站的样本量计算不考虑生存变量的脱落，也会假设入组速率均衡不变。如果对于试验的一些参数（入组率、脱落率）有较确切的估计，还是需要通过编程模拟来得到更准确的样本量。

4.8　如何设置多个有效性主要终点

有时药物的有效性需要用多个有效性主要终点衡量。即使有足够的 ORR，如果早期进展率（early progression rate，EPR）太高，试验药物也不适合进一步开发，如 Dent（2001）的设计，要求同时满足 ORR 不能太低和 EPR 不能太高的条件。有时，对于药物的衡量，不应该只基于 ORR，也要关注 PFS 在某个时间点的比率，如 Sill（2012）的两阶段设计，只要在 ORR 或 PFS 某时间点的比率中，有一者提高就推荐进一步开发试验药物，如果在 ORR 或 PFS 某时间比率两者上都不满足条件，也可允许中期停止。

4.9　选择性 II 期临床试验如何设计？

对于在同一个试验中测试多个试验组，若对于每个试验组可达到的主要终点参数较确定时，每个试验组的样本量计算可以参见第 1 章假设检验和样本量计算。但若不是完全确定，对于每个试验组可做基于有效性终点结果的适应性随机化设计（response adaptive randomization，RAR），根据已入组病入的数据，随时调整之后患者进入到各组的概率，目的是让疗效比较好的组，获得更多的患者（图 4-7）。

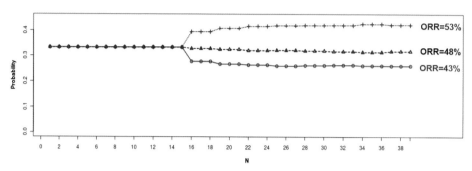

图 4-7　按照不同分组的随机分配的概率

RAR 可以互动式地决定下一个入组患者的各组入组概率。可以借助现成的网站实现 RAR，如 MD Awderson Cancer Center 开发的 Bayesian Adaptive Randomization with Posterinr Probability 平台（图 4-8）。感兴趣的读者可以进一步探索，在此不做赘述。

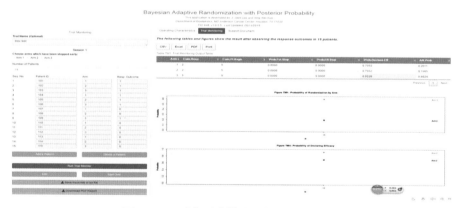

图 4-8　贝叶斯适应性随机化及后验概率

（网址：https://biostatistics.mdanderson.org/shinyapps/BARPO/）

写在最后

总而言之，最大化Ⅱ期临床试验的作用需要客观对待Ⅱ期临床试验的能力与目的，挖掘最敏感的人群和对应用药方式，选择合适且敏感的有效性终点，严谨对待安全性监测，充分利用新统计设计方法带来的有效性和灵活性。

参考文献

[1] A'HERN R. Sample size tables fo exact single−stege phase Ⅱ designs[J]. Stat Med, 2001, 20(6): 859−866.

[2] BELIN L, RYCKE Y D, PHILIPPE BROËT. A two−stage design for phase II trials with time−to−event endpoint using restricted follow−up[J]. Contemporary Clinical Trials Communications, 2017,8(C):127−134.

[3] BRYANT J, DAY R. Incorporating toxicity considerations into the design of two−stage phase II clinical trials[J]. Biometrics, 1995: 1372−1383.

[4] DENT S, ZEE B, DANCEY J, et al. Application of a new multinomial phase II stopping rule using response and early progression[J]. Journal of Clinical Oncology, 2001, 19(3): 785−791.

[5] FLEMING T R.One−sample multiple testing procedure for phase II clinical trials[J]. Biometrics, 1982, 38(1):143−151.

[6] HERNDON J E. A design alternative for two−stage, phase ii, multicenter cancer clinical trials[J]. Controlled Clinical Trials,1998,19(5):440−450.

[7] KORN E L, ARBUCK S G, PLUDA J M, et al. Clinical trial designs for cytostatic agents: are new approaches needed?[J]. Journal of Clinical Oncology,2001,19(1):265−272.

[8] KRAMAR A, BASCOUL−MOLLEVI C. Early stopping rules in clinical trials based on sequential monitoring of serious adverse events[J]. Medical Decision Making, 2009, 29(3): 343−350.

[9] LIN R, COLEMAN R L, YUAN Y. TOP: Time−to−event Bayesian optimal phase II trial design for cancer immunotherapy[J]. JNCI: Journal of the National Cancer Institute, 2020, 112(1): 38−45.

[10] RUBINSTEIN L. Phase II design: history and evolution[J]. Chinese Clinical Oncology, 2014,3(4):48.

[11] SILL M W, RUBINSTEIN L, LITWIN S, et al. A method for utilizing co−primary efficacy outcome measures to screen regimens for activity in two−stage phase II clinical trials[J]. Clinical trials, 2012, 9(4): 385−395.

[12] SIMON R. Optimal two−stage designs for phase II clinical trials[J]. Control Clin Trials, 1989, 10(1): 1−10.

[13] SIN−HO JUNG, LEE T, KIM K M, et al. Admissible two - stage designs for phase II cancer clinical trials[J]. Statistics in Medicine,2004,23(4):561−569.

[14] THALL P F, WOOTEN L H, TANNIR N M. Monitoring event times in early phase clinical trials: some practical issues[J]. Clinical trials, 2005, 2(6): 467−478.

[15] ZHOU H, LEE J J, YUAN Y. BOP2: Bayesian optimal design for phase Ⅱ clinical trials with simple and complex endpoints[J]. Stat Med, 2017, 36(21): 3302−3314.

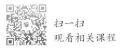
扫一扫
观看相关课程

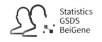
Statistics
GSDS
BeiGene

本章撰稿人：苏丹

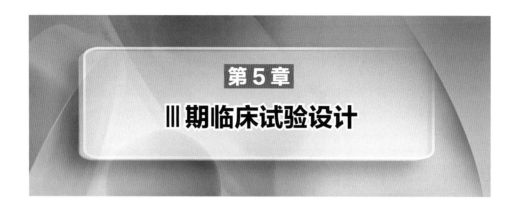

第5章
III期临床试验设计

5.1 III期临床试验在药物研发中的作用

在经过 I 期临床试验的药物安全性和药代动力学研究，以及 II 期临床试验对药物有效性和药物剂量的探索后，如果 II 期临床试验的结果显示积极的药物治疗效应，将会通过 III 期临床试验在更广泛的患者中和更长的随访时间内进一步验证药物的临床有效性和安全性，以此作为新药上市申请的注册研究。癌症患者病情发展快，生存期短，而 III 期临床试验持续的时间长，为了满足癌症患者的临床需求，加快癌症药物的上市，在癌症药物研发中，可以采取与传统药物研发略有不同的研发路径。在 Ia 期确定了癌症药物的安全性和最大耐受剂量（MTD）后，在 Ib 期扩展队列中对药物的有效性进行初步的探索，而后在 II 期临床试验中基于替代终点对药物的有效性进行验证。如果 II 期临床试验的结果积极，可以基于 II 期临床试验的结果递交上市申请，以获得有条件的上市批准；而后如果 III 期临床试验进一步验证了癌症药物的临床有效性和安全性，有条件的上市批准可以转为最终的完全上市批准。在有些癌症药物研发中，可以略过 II 期临床试验，直接开展 III 期注册试验，进一步加快患者获得有效药物治疗的进程。

5.2 研究方案中的关键设计元素

临床研究方案是临床试验设计的书面展现形式，临床研究方案通常包含以下关键设计元素。

①研究目的：用以阐明研究的试验药物和适用的患者群，以及研究针对的是药物的有效性还是安全性。

②研究终点的定义和评价方法：定义用于衡量药物有效性和安全性的研究终点，如有效性终点 ORR、PFS、OS 等，安全性终点不良事件（adverse event，AE）的比率等；以及评判研究终点的标准，如用于评估肿瘤治疗缓解的标准（RECIST1.1， LUGANO 2014 等），评估 AE 严重性的不良事件通用术语评价标准（common terminology criteria for adverse events，CTCAE）等。

③受试者的治疗分组：根据临床试验中是否包含对照组，将临床试验分为单臂试验和对照试验；在对照试验中，根据是否随机分配受试者，可以将临床试验分为随机对照试验（RCT）和非随机对照试验。药物的Ⅲ期验证性试验一般为随机对照试验。

④假设检验和样本量计算：将研究所要回答的问题转化为要验证的基于研究终点的统计学假设，根据统计学假设估算研究所需要的样本量。

⑤研究终点的统计分析：根据研究终点的类型（如比率终点、生存终点等），采用适当的统计学方法（包括描述性统计、统计检验、回归模型等）对收集到的数据进行分析。

下面以百济神州替雷利珠单抗 RATIONALE 302 研究为例，介绍癌症药物Ⅲ期临床试验设计中的一些考量因素。

RATIONALE 302 研究是一项对比替雷利珠单抗和化疗作为晚期不可切除 / 转移性食管鳞状细胞癌（esophageal squamous cell carcinoma，ESCC）患者的二线治疗的有效性的全球多中心、开放标签、Ⅲ期随机对照研究。首先介绍一下目标人群、研究人群和样本的概念。

5.2.1　目标人群、研究人群和样本

目标人群亦称为总体人群，是指药物目标适应证人群。比如，在 RATIONALE 302 研究中，目标人群为经历过一线系统治疗失败（发生疾病进展）的晚期不可切除 / 转移性食管癌患者。研究人群是目标人群中满足试验设定的入排条件的受试者构成的目标人群的子集，而样本是从研究人群中抽样得到的研究样本，在药物临床试验中通常根据受试者入组的时间按顺序抽样。

5.2.2　研究终点的定义和评价

在临床试验中，通常需要定义与研究目的相对应的主要终点、（关键）次要终点、探索性终点等，以及衡量/评价研究终点的方法。

在 RATIONALE 302 研究中，主要终点为基于意向性（intent to treat，ITT）分析集的总生存期（OS），定义为从随机分配到全因死亡的时间；关键次要终点为 PD-L1 阳性患者中的 OS。

其他次要终点包括 ORR，定义为研究者依据 RECIST 1.1 评估的获得完全缓解（complete response，CR）或部分缓解（partial response，PR）的患者比例；PFS，定义为从随机分配到首次证实疾病进展（由研究者根据 RECIST 1.1 评估）或死亡的时间，以先发生者为准；DOR，定义为从首次证实客观缓解到首次记录疾病进展（由研究者根据 RECIST 1.1 评估）或死亡的时间，以先发生者为准；HRQoL 评分，包括 EORTC QLQ-C30、EORTC QLQ-OES18、EQ-5D-5L 等量表的评分[①]；NCI-CTCAE v4.03[②] 评估的 AE 发生率和严重程度。探索性终点包括 DCR、药代动力学（pharmacokinetics，PK）终点、抗药抗体（anti-drug antibody，ADA）及预测生物标志物等。

5.2.3　随机化

随机化是将患者随机分配到治疗组或对照组的过程。通过随机化，可以降低分配过程带来的偏倚，使治疗组和对照组在已知和未知的风险因素上具有可比性。随机化过程包括简单随机、区组随机、分层随机等，具体介绍可参见试验偏倚控制中的随机化部分。

RATIONALE 302 研究是一项随机对照试验，满足入排条件的患者，按 1∶1 的比例被随机分配接受替雷利珠单抗单药治疗，或研究者选择的化疗（investigator

---

① HRQoL 为健康相关生命质量（health related quality of life）。EORTC QLQ-C30 为欧洲癌症研究与治疗组织生活质量问卷—核心 30 项（European Organisation for Research and Treatment of Cancer Quality of Life Questionnaire-Core 30）。EORTC QLQ-OES18 为欧洲癌症研究和治疗组织生活质量调查问卷—食管 18 项（European Organisation for Research and Treatment of Cancer Quality of Life Questionnaire-Oesophagus 18）。EQ-5D-5L 为欧洲生命质量 5 维 5 级评估量表（EuroQol 5-Dimension 5-Level）。

② NCI-CTCAE 为美国国家癌症研究所—不良事件通用术语评价标准（National Cancer Institute Common Terminology Criteria for Adverse Events）。

chosen chemoterapy，ICC），即紫杉醇 / 多西他赛 / 伊立替康，其中化疗的选择需要在患者接受随机分配之前确定。在随机化过程中，采用的是分层随机，患者按照地理区域（亚洲，日本除外 vs. 日本 vs. 世界其他地方）、ECOG 评分（0 vs. 1）以及 ICC（紫杉醇 vs. 多西他赛 vs. 伊立替康）进行分层，以确保在两个治疗组中，分层因子的分布均衡，减少分层因子对治疗效应估计的影响。

5.2.4　假设检验和样本量计算

RATIONALE 302 研究的主要终点是基于 ITT 分析集的 OS，OS 是被广泛接受和使用的衡量肿瘤药物治疗效应的临床终点。在统计学中，OS 属于至事件发生的时间（time to event，TTE）终点，也称为生存终点。在Ⅲ期研究中以生存终点为主要终点的假设检验和样本量计算一般基于风险比（hazard ratio，HR）。比如，在 RATIONALE 302 研究中，基于 OS 的统计学假设为 H_0: HR = 1 vs. H_1: HR < 1。

假设对照组（接受研究者选择的化疗治疗）的中位 OS 为 6 个月，治疗组（接受替雷利珠单抗单药治疗）相对于对照组 OS 的 HR 为 0.75，入组患者以 1 ∶ 1 的比例随机分配到治疗组或对照组，单边一类错误发生概率控制在 0.025，要达到 82% 的检验效能需要在两组患者中观测到 400 例死亡事件；在 26 个月内入组 500 例患者，假设每年的脱落率为 5%，预估在第一例患者入组后 30.2 个月会累计发生 400 例死亡事件。

关于假设检验和样本量计算的更多内容，包括对于不同类型的研究终点统计学假设的设定和样本量的计算方法可参考样本量及假设检验中的相关内容。

5.2.5　研究终点的统计分析

在癌症药物的临床试验中，常用的终点包括比率型终点（如 ORR、AE 发生率）和生存终点（如 OS、PFS、DOR）。以 AE 为例，列出了不同类型的终点所采用的不同的统计分析方法，包括描述性统计，统计检验和回归分析（表 5-1）。

在撰写统计分析计划时，除了根据研究终点的类型选择合适的统计分析方法外，还需要事先定义分析集，也就是哪些患者包含在分析中。在 RCT 研究中，最基本的分析集包括 ITT 分析集和安全性分析集。

表 5-1 研究终点的类型和相应的统计分析方法

	实例	描述：描述事实	影响因素分析：探索基线因素和 AE 发生之间的关系	统计检验：确证某个基线因素和 AE 发生之间的关系
比率类终点	某 AE 发生率	频数，比率	逻辑回归模型	卡方检验
生存类终点	某 AE 在首次服药后多久发生	Kaplan-Meier 曲线，中位数	Cox 等比例风险回归模型	log-rank 检验

ITT 分析集包含所有被随机分配的入组患者，并且患者的分组依据随机分配的治疗方式；疗效终点的分析常基于 ITT 分析集。

安全性分析集包含所有接受了至少一剂研究药物治疗的患者，并且患者的分组依据实际接受的治疗方式；安全性终点的分析常基于安全性分析集。

另外还可以根据分析的需求定义符合方案（per protocol）分析集、PK 分析集等，这里不再一一介绍。

RATIONALE 302 的主要终点是基于 ITT 分析集的 OS，治疗组和对照组之间 OS 曲线的比较采用了 log-rank 检验，基于 Kaplan-Meier 方法估计了中位 OS 及 6 个月和 12 个月的 OS 生存率，采用分层 Cox 等比例风险回归模型估计了替雷利珠单抗相对于化疗的 HR。以下为基于 ITT 分析集的 OS 分析结果（图 5-1）。

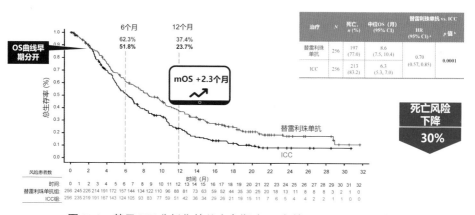

图 5-1 基于 ITT 分析集的总生存期（OS）的 Kaplan-Meier 曲线

对比接受化疗的患者，接受替雷利珠单抗单药治疗的患者的中位 OS 延长了 2.3 个月（8.6 个月 vs. 6.3 个月），死亡风险显著降低了 30%（HR ＝ 0.7，95% CI: 0.57 ～ 0.85），6 个月的生存率从 51.8% 提高到 62.3%，12 个月的生存率从 23.7% 提高到 37.4%。Kaplan–Meier 曲线还显示在二线 ESCC 患者中，替雷利珠单抗在治疗的早期（2 ～ 3 个月）就显现了优于化疗的疗效。

关于 RATIONALE 302 研究的其他研究终点的分析结果可参考 https://doi.org/10.1200/JCO.21.01926。

写在最后

Ⅲ期临床试验是药物研发中的重要一环，试验成功与否和是否能够将药物从实验室推向市场用于临床息息相关。好的试验设计是试验成功的基石，一个试验设计包含许多方面，本章仅从统计学的角度介绍了应用于Ⅲ期临床试验设计中的些许概念，更多关于临床试验设计的内容可参考其他章节。

参考文献

[1]　BUYSE M. Phase III design: principles[J]. Chin Clin Oncol, 2016, 5(1): 1–13.

[2]　ICH. Addendum on Estimands and Sensitivity Analysis in Clinical Trials to the Guideline on Statistical Principles for Clinical Trials E9(R1) Final Version[EB/OL]. (2019–11–20)[2023–10–25]. https://database.ich.org/sites/default/files/E9-R1_Step4_Guideline_2019_1203.pdf.

[3]　ICH.General Considerations for Clinical Studies E8(R1) Final Version[EB/OL]. (2021–10–06)[2023–10–25]. https://database.ich.org/sites/default/files/E8-R1_Guideline_Step4_2021_1006.pdf.

[4]　ICH. Harmonised Tripartite Guideline, Statistical principles for clinical trials E9 Current Step 4 Version[EB/OL]. (1998–02–05)[2023–10–25]. https://database.ich.org/sites/default/files/E9_Guideline.pdf.

[5]　SHEN L, KATO K, KIM S–B, et al. Tislelizumab versus chemotherapy as second–line treatment for advanced or metastatic esophageal squamous cell carcinoma (RATIONALE–302): a randomized phase III study[J]. Journal of Clinical Oncology, 2022, 40(26): 3065–3076.

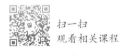
扫一扫
观看相关课程

Statistics
GSDS
BeiGene

本章撰稿人：王瑜

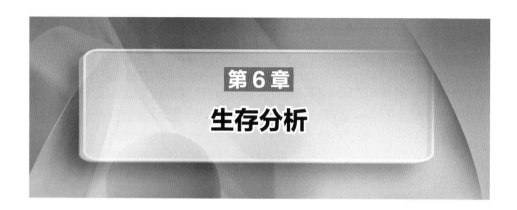

第6章

生存分析

生存分析是同时考虑生存时间和生存状态的统计分析方法，其应用十分广泛，如在临床研究中关于药物疗效的研究、在工业工程中关于工程原件的可靠性研究等。本章将以临床研究为背景介绍生存分析中的基本概念、常用分析方法，以及一些常见问题的处理方法。

6.1 生存时间和生存数据

在临床研究中，生存分析用于研究在一个患者群体中所关心的事件何时发生，或在某个时刻事件发生的风险。多数情况下在生存分析中研究者所关心的事件是负面的，如死亡、疾病何时发生或药物副作用何时产生等，因此会发生所关心事件的群体，常被称为风险群体。当然研究者也会关心一些正面的事件何时发生，如外科手术后何时能重返工作。

生存时间一般定义为从起始到所关心事件发生的时间。如果患者在随访期内有事件发生，那对应的生存时间（T）定义为从基线到事件发生的时间。如果患者在随访期内并没有事件发生，那对应的生存时间定义为从基线到最后一次知道患者没有发生事件的时间，比如，患者从心脏移植开始到其死亡的时间，或者在一些临床试验中患者从随机化到疾病进展的时间等。

不同于传统的数据类型，生存数据的一个极大的特点在于很多时候生存数据中会存在不完整的观测，即常说的数据删失。比如，在一个临床试验中，患者有可能在试验尚未结束的时候失访，或者患者在试验结束后仍然没有事件发生，这种情况下观测到的生存时间不是实际的生存时间。需要明确的是，只要在某个给定的时间 t 患者没有发生事件或删失，患者就会被认为在 t 时有发生事件的风险。

生存时间终点又称为至事件发生的时间（time to event）终点，以肿瘤药物随机对照试验为例，常见的生存时间终点包括总生存期（OS，定义为从随机化到任意原因引起的死亡的时间）、无进展生存期（PFS，定义为从随机化到客观肿瘤进展或全因死亡的时间）、至疾病进展时间（TTP，定义为从随机化到客观肿瘤进展的时间）、无病生存期（disease free survival，DFS，定义为从随机化到肿瘤复发或全因死亡的时间）、无症状生存期（EFS，定义为从随机化到出现某种所关心的症状的时间）、缓解持续时间（DOR，定义为从第一次达到客观缓解到之后发生疾病进展或全因死亡的时间）等。在肿瘤药物单臂试验中，因为没有随机化过程，生存时间终点定义中相应的时间起点应从首次给药开始。

6.2　生存函数及生存曲线的拟合

生存曲线是一条描述生存概率随时间变化的曲线，其对应的数学表达为生存函数（survival function），记作 $S(t)$，定义为一个患者没有经历任何所关心的事件超过给定时间 t 的概率，即 $S(t) = Pr(T > t)$。从定义可知生存函数是一个随时间递减的函数，在时间 $t = 0$ 时患者的生存概率为 1，而当时间趋近于正无穷的时候，对应的生存概率为 0。理论上生存函数是一个连续的函数，因为患者可能会在任意时刻发生事件，对应的生存曲线是一条随时间递减的光滑曲线；但实际上，由于观测到的事件都是在有限的离散的时间点上发生，因此观测到的生存曲线是阶梯式下降曲线。

生存概率（亦称生存率）可以通过非参数的方法基于观测到的生存数据进行估计，如常用的 Kaplan-Meier（KM）方法（也称为乘积极限法），也可以通过一些生存函数的参数模型进行估计。通过 KM 方法得到的生存曲线称为 Kaplan-Meier 曲线，是一条阶梯式下降曲线；通过参数模型拟合得到的生存曲线是一条随时间递减的光滑曲线。

KM 方法的中心思想是基于条件概率来估计生存函数 $S(t)$，即生存超过某个时间点 t_2 的概率 $Pr(T > t_2)$ 是生存超过上一个相邻事件时间点 $t_1(t_1 < t_2)$ 的

概率 $Pr(T > t_1)$ 与 t_1 至 t_2 期间的生存概率 $Pr(T > t_2 \mid T > t_1)$ 的乘积，其中 t_1 至 t_2 期间的生存概率，可以通过 t_1 至 t_2 时间段内没有发生事件的概率来进行估计。假设 t_1 至 t_2 时间段内有发生事件风险的患者数为 n，在此时间段内发生的事件数为 d，那么则有：

$$Pr(T > t_2 \mid T > t_1) = 1 - \frac{d}{n} 。 \qquad (6-1)$$

其中，对应到具体观察到的生存数据，由于 t_1、t_2 为相邻的事件发生时间点，n 即为截止到 t_2 前一刻仍没有发生事件的患者（包含在 t_2 删失的患者），d 即为在 t_2 发生的事件数，以 $t = 0$ 时 $S(t) = 1$ 为起始点，可以得到在每一个有事件发生的时间点的生存概率。对于有删失的患者，假如他在 t_1 之后（包含 t_1）t_2 之前发生了删失，则他应该计入 t_1 时刻的风险人群，但不会计入 t_2 时刻的风险人群，而对于只有患者发生删失的时间点，因为删失没有产生任何有效的信息，所以对应的生存概率并没有发生改变。由此可见，利用 KM 方法得到的生存函数，只会在有观察到事件发生的时间点发生变化，以此产生一个阶梯下降的分段函数。

下面由一个具体的例子来对 KM 方法进行详细的说明。假设观察到编号为 1 ~ 6 的 6 个患者，其对应的生存时间为 5, 7+, 12, 12+, 20, 25，其中 + 代表患者在该时间点发生了删失而非发生了事件，由此可以列出在每个事件发生的时间点（5，12，20，25）所对应的风险暴露人数 n，发生事件数 d，和从上一时间点存活至此时的概率 $Pr(T > t_2 \mid T > t_1)$，从而得到在每个事件发生的时间点的 $S(t)$（表 6-1）。在 $t = 5$ 时，2 号患者还没有删失，因而此时的风险暴露人数为 6，事件数为 1；而在 $t = 12$ 时，由于 1 号患者已在 $t = 5$ 时发生事件，2 号患者已在 $t = 7$ 时发生删失，因而此时的风险暴露人数为 4，事件数为 1，在 $t = 12$ 时删失的 4 号患者，会计入 $t = 12$ 时的风险人群，但不会计入 $t = 20$ 时的风险人群。

表 6-1　基于 Kaplan-Meier 方法计算生存率

时间点 t_2	上一时间点 t_1	t_2 前的风险暴露人数 n	t_2 点上事件数 d	$Pr(T>t_2\|T>t_1)$ $=1-d/n$	基于 KM 方法估计的 $S(t)$
5	0	6	1	5/6	$1 \times 5/6 = 5/6$
12	5	4	1	3/4	$(5/6) \times (3/4) = 5/8$
20	12	2	1	1/2	$(5/8) \times (1/2) = 5/16$
25	20	1	1	0	$(5/16) \times (0/1) = 0$

　　另一种对 KM 方法的解读，是从每个患者所占生存概率的权重出发。考虑一个总人数为 n 的患者群体，每个人的死亡都会使得生存概率下降，全部患者死亡时，对应的生存概率变为 0，因此，可以认为每个患者有一个对应的权重，代表其对生存概率的影响或贡献。可以合理地认为，在任意时间 t 存活的患者，他们代表相同的权重。在初始时间 $t=0$ 时，每个患者的权重为 $1/n$，即此时任何一个患者发生事件会导致生存概率降低 $1/n$，而当一个患者在时间 t 发生删失时，他代表的权重就会被平均地分摊在此时仍存活的风险人群之中。实际上，通过这种方式得到的生存曲线就是 KM 曲线。由此对比可以发现，KM 法是一种自然的处理数据删失的生存函数估计方法，也是大部分的研究和试验中会使用的方法。

　　虽然 KM 方法被广泛地使用，但是 KM 方法却有一定的局限性。首先，KM 方法假设事件发生的时间点是连续的，因为实际中事件的发生会出现在任意时刻，而不是固定在某些时刻。其次，KM 方法假定事件的删失是随机的，但此假设在现实中常常被违背，如在临床试验中，预后差的或药物毒性不良反应比较多的患者更容易出现删失，在这种情况下删失患者代表的权重和风险人群中的患者代表的权重是不一样的，使用 KM 方法会导致估计出现偏倚。在上述两点假设下，在起始时间 $t=0$ 到最后一个事件发生的时间点之间，KM 估计是对生存函数的无偏估计；但是，在最后一个事件发生的时间点之外，由于不再有观测到的事件，KM 方法也无法对此后的生存曲线的趋势给出合适的估计。所以对于一组观测到的生存数据，如果在最大的时间点发生了删失事件，KM 曲线会在最大的事件发生的时间点下降后不再发生变化，变成一条平稳的直线。尽管在实际中这是不合理的，因为生存函数不可能永远＞0，但是由于无从得知更长时间后的信息，所以KM方法并不会在最大的事件发生的时间点之后对生存函数进行估计。

除了利用非参数的KM方法估计生存概率拟合生存曲线外，有时候为了对数据赋能（如将对生存函数的估计推广到更长的时间段），也会考虑使用一些参数模型来对生存曲线进行拟合，即假设生存时间满足某个既定的参数分布，如指数（Exponential）分布、威布尔（Weibull）分布、伽马（Gamma）分布等。参数模型的优势在于如果假设的参数分布为真，可以用相对非参数而言更少的数据量得到更多的信息。但是如果假设错误，参数模型得到的估计相比非参数方法会有更大的偏倚。因此，比较参数和非参数估计得到的生存曲线，合理地选择不同的拟合方法，十分重要。

与生存函数相对应的另一个描述生存曲线的概念是风险函数（hazard function），记作h(t)，其代表患者已经存活到时间t的条件下，在时间t发生事件的瞬间风险，也常称之为风险率（hazard rate）。风险率不是一个概率，它的取值范围可以是0到无穷，而非0～1。风险率常用于刻画在时间t下患者发生事件的瞬间风险，风险率越大，说明此时患者越可能发生事件。风险率会被多种因素影响，如接受不同的治疗、患者的基线信息（包括观察到的和未观察到的）等。风险率作为时间的函数，可以随时间增大或减小，也可以保持恒定不变。比如，一个人从出生开始的死亡风险率在婴幼儿时期可能较大，进入青少年时期后会降低，至中老年时期又逐渐变大。

风险函数和生存函数作为从不同角度描述生存曲线的函数，存在一一对应、可以互相推导的关系。在临床试验的设计中，常假设生存时间满足指数分布。对于指数分布的生存时间，风险率不随时间发生变化，其中，风险率 λ 为一个恒定的值，此时生存函数和风险函数之间的关系为：

$$S(t) = exp(-\lambda t) 。 \tag{6-2}$$

这个公式常被用于风险率和中位生存时间之间的转化。比如，$t_{0.5}$ 为生存率 $S(t) = 50\%$ 时所对应的生存时间，即所谓的中位生存时间，那么基于指数分布，可以通过 $\lambda = log(2)/t_{0.5}$ 来推导风险率。尽管在现实中恒定的风险率的假设常常不会被满足，但是用一个恒定的风险率来代表一个群组的生存曲线的信息十分直观和简洁，所以被广泛地接受和使用。

6.3　生存函数的比较

通过 KM 方法得到的 KM 曲线是生存曲线的非参数拟合，基于 KM 方法得到的生存率（如 1 年生存率、5 年生存率等）及对应 50% 生存率的中位生存时间，是临床上常用的衡量药物疗效的临床指标。在以生存时间为终点，比较两个不同药物治疗效应的临床研究中，研究者常会通过比较两个治疗组的中位生存时间来解读两个治疗组之间的治疗效应差异。需要注意的是中位生存时间只代表了生存曲线上一个点的信息，对于并不满足特定分布的生存曲线，仅仅对中位生存时间进行比较是不恰当的，常常会导致一些无效的甚至错误的结论。举个例子（图 6-1），从图上的 KM 曲线可以看出，药物 A 和 B 的中位无进展生存时间（PFS）十分接近（8 周 vs. 7.3 周），但是基于整条生存曲线的风险率的比较，得到风险比（hazard ratio, HR）为 0.54（95%CI：0.44～0.66），置信区间的上限＜1，表明相对于药物 B，药物 A 将疾病进展的风险显著降低了 46%。

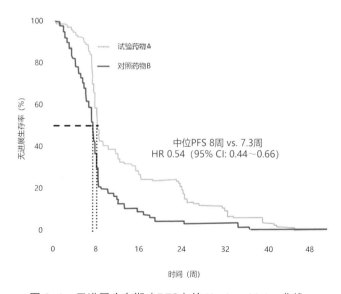

图 6-1　无进展生存期（PFS）的 Kaplan–Meier 曲线

由此可见，只通过一个点的信息对生存曲线进行比较，是十分片面的。相反，对生存曲线的整体进行比较，会更全面地体现两个治疗组之间生存时间的差别。常见的全面比较生存曲线的非参数方法是 log-rank 检验，即大家熟知的对数秩检验，也称为 Cochran-Mantel-Haenszel 检验，主要用于检验两条生存曲线是否存在差异。它假设两组来自不同药物治疗下的生存曲线相同，在此假设下比较在所有时间点上观测到的治疗组的事件数和假设两个治疗组治疗效果相同时所预期的事件数，从而得到一个衡量两个治疗组之间总体差异的满足 χ^2 分布的统计量，并进行相应的统计推断。简单而言，如果统计量越接近 0，说明两组生存曲线越接近，反之说明整体的差异越大，即两组治疗疗效差异越明显。log-rank 检验在实践中有很多优点，如可以拓展到同时检验多个治疗组间的差异，可以考虑给不同时间点分配不同的权重，也可以拓展到分层 log-rank 检验以控制重要的基线影响因素。对于 log-rank 检验方法，当两组生存曲线的风险率固定成比例时，其对应的检验效能（把握度）最大。

另一个常见的比较生存时间的方法是利用两组生存曲线的风险比（HR），即试验组和对照组的风险率之比。按照定义，HR 是个随时间变化的函数，但是在大多数的应用中，为了方便和更直观地衡量整个随访时间内两个药物治疗组之间的差异，HR 通常被假设为恒定不变，也就是等比例风险假设，比如，常用的 Cox 比例风险模型就采用了等比例风险假设。HR 评估的是药物在整个随访期间的治疗效果，不会提供何时事件会发生的信息。

Cox 比例风险模型是一个半参数模型，在等比例风险的假设下，风险函数可以写成两部分的乘积，即：

$$h(t, X) = h_0(t) \, exp \, (\beta X)。 \tag{6-3}$$

其中，$h_0(t)$ 是和时间相关的基线风险函数，不需要特定的分布假设，故这一部分是非参数部分；$exp(\beta X)$ 是参数部分，X 为协变量，β 为协变量的系数。假设两个患者协变量分别为 X_1、X_2，由于两者基线风险函数相同，在 HR 的计算中会互相抵消，所以 $HR = exp \, [\beta \, (X_1-X_2)]$ 只和两个患者的协变量有关。比如在 RCT 中，试验组和对照组的基线变量分布基本一致，观察到的疗效差异被认为仅和治疗药物有关，假设试验组 $X_1 = 1$，对照组 $X_2 = 0$，试验组相对对照组的 HR 则为 $exp \, (\beta)$。当 $\beta < 0$ 时，HR < 1，说明对照组发生事件的风险更大，试验组优于对照组；反之，说明试验组劣于对照组。在等比例风险模型的假设下，两个治疗组的累积风险曲线是平行的（图 6-2），而对 $h_0(t)$ 具体的形状没有要求。

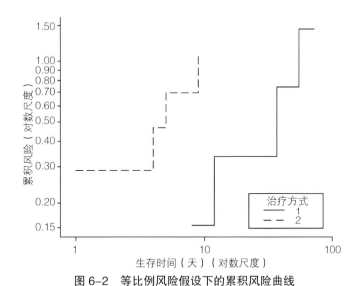

图 6-2 等比例风险假设下的累积风险曲线

在多数的临床试验生存数据的分析中都会假设等比例风险，那么什么样的生存曲线符合等比例风险假设呢？以下两张不同的生存曲线图（图 6-3、图 6-4），都是典型的非等比例风险曲线。左边的图，两个治疗组的生存曲线在前期重合，而在一段时间后逐渐分离，这是一个明显的治疗获益延迟的生存曲线图，也就是在一开始服用试验药物时，由于药物的疗效还没发挥，两个治疗组的生存曲线没有明显的区别，但随着时间的推移，试验组逐渐获益，生存曲线相对对照组而言会更高，这种情况也称为滞后效应。右边的图，两条曲线在前期有差别，但是在末端开始重合，这种情况常见于一些试验中，对照组的患者可能会转用试验组药物，在随访的后期，对应的生存函数也会和试验组的生存函数接近，这种现象也称之为交叉（cross over）效应。

Cox 比例风险模型是常用的生存分析模型，在应用 Cox 比例风险模型前，应当检查等比例风险的假设是否成立。常用的方法包括查看生存曲线是否有交叉、累积风险曲线是否平行、Schoenfeld 残差图中残差和时间之间的回归线斜率是否为 0，也可以使用基于 Schoenfeld 残差的 Grambsch and Therneau 检验，检查 p 值是否小于检验显著水平（如 0.05）。通常需要结合多种方法来判断等比例风险的假设是否成立，而不能基于单一的方法。

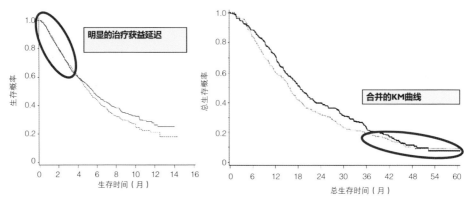

图 6-3　非等比例风险曲线（治疗获益延迟）　图 6-4　非等比例风险曲线（交叉效应）

6.4　生存变量的删失

前面已经提到了生存数据的删失，其实这只是生存变量删失情况的一种，也就是常见的右删失，即感兴趣的事件发生在记录的随访期之后，真实的生存时间至少等于观测到的生存时间。对于 OS 等常见的生存变量来说考虑的都是右删失。对于 OS，删失的规则并不复杂，如果没有观察到患者的死亡，那么患者的生存时间删失在最后一次已知患者依然存活的时间点。

除此之外，生存变量还存在左删失和区间删失两种类型。左删失是指感兴趣的事件发生在记录的随访期之前，真实的生存时间最多等于观测到的生存时间，如至第一个症状发生的时间，患者可能不记得事件发生的时间，但是事件在随访之前确实发生了。区间删失是指已知感兴趣的事件发生在两个时间点之间，但是确切的时间是未知的。比如疾病进展的时间，由于不可能对患者随时进行肿瘤评估，所以实际疾病进展的时间只知道是发生在两次肿瘤评估之间，但是不知道具体是哪一天。PFS 的分析中，包含疾病进展和死亡两种事件，其中疾病进展为区间删失型的生存数据，而死亡为右删失型的生存数据。对于区间删失数据的统计方法，需要假设观察的频率是不随事件发生的时间变化的，但是对于死亡的观察实际上又不满足这一点。所以在实际应用中，通常利用首次观察到疾病进展的影像学确认时间来近似填补真正疾病进展的时间，并利用传统右删失的方法对 PFS 进行统计分析。如果想两者兼顾，在统计上有更复杂的 illness-death 模型，这里不再赘述。

疾病进展（progressive disease，PD）的区间删失属性使得不同的肿瘤评估频率对 PFS 的结果会有影响。比如，考虑两个试验 A 和 B 中肿瘤评估的时间安排，试验 A 每 6 周进行一次肿瘤评估，而试验 B 每 9 周进行一次肿瘤评估（图 6-5）。如果 PD 的发生时间大约在 14 ～ 29 周，那么试验 A 的多数患者会在 18 或 24 周被判断为 PD，而试验 B 会在 18 或 27 周。因此，若只能做单臂试验，又想和其他试验的 PFS 结果进行比较，肿瘤评估频率一定要谨慎考虑，尽量选择和要进行比较的对照试验一致的肿瘤评估频率。

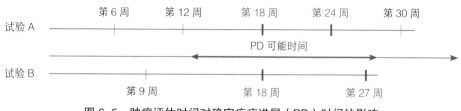

图 6-5　肿瘤评估时间对确定疾病进展（PD）时间的影响

6.5　治疗转换／交叉

在 RCT 中，在治疗终点发生前的某个时间点，患者可以转换或交叉到另一治疗组，如在试验进行中，对照组患者要求接受经评价有效的新药治疗，根据伦理要求，该患者可以转到试验组继续治疗。转组患者的生存时间，由单一的对照组疗效变为对照组与其他疗法的混合疗效，从而破坏试验的随机化，使用传统分析方法对药物疗效进行分析会产生偏倚。针对此种情况，以肿瘤药物 RCT 试验中对照组患者交叉接受试验组药物治疗，对比较总生存期的影响为例，介绍几种处理方法。

比较简单的方法是在分析中直接排除转组的患者，这种方式会使得包含在分析中的样本量减少，破坏随机化，降低检验效能。第二种方法是在治疗交叉的时间点对转组的患者进行删失，如果转组的患者和没有转组的患者的总生存期的预后相同，说明这种处理方法是合理的，但是这种假设可能被违背，比如，预后差的患者更可能变换治疗方案，那么基于信息的删失会导致结果产生偏倚。第三种方法是在模型中使用随时间变化的治疗变量，比如，在 Cox 比例风险模型中包含随时间变化的部分来估计治疗效应，这种模型是直接对每个患者的生存时间进行建模，而不再是随机化的治疗组和对照组之间的比较，对结果难以解释。

另外，也存在一些比较复杂的方法，包括保秩结构失效时间（rank preserving structural failure time，RPSFT）模型，逆删失概率加权（inverse probability of censoring weighting，IPCW）法等。

保秩结构失效时间模型基于一个保秩的假设，也就是说，如果在均接受 A 药治疗的情况下，患者甲比患者乙先发生事件，那么在均接受 C 药治疗的情况下也会如此。在这种假设下，可以考虑存在一个加速因子 D（＜1），对于有转组的患者，通过在其转组后的生存时间上施加 B 的调整得到他们在继续接受原对照药物治疗的假设下的生存时间。对于原来就接受试验药物治疗的患者，同样的可以通过该加速因子得到其假设接受对照药物治疗的生存时间。因此，如果有一个加速因子 D，使得所有调整后的两个组的患者的生存时间不存在差异，那么此时的 D 因子即为真实的加速因子，在此基础上重新对转组的患者的转组后生存时间进行调整，就能得到真实的没有转组治疗的假设下的生存时间，并以此和试验组进行疗效的比较。

逆删失概率加权法的思路和 KM 方法中对删失的处理有点相似。对于转组的患者，仍将其生存时间删失在转组的时间点，与此同时，对照组中和该患者基线类似但没有转组治疗的患者的后期生存信息会被增加权重，以此代替原来患者在对照组中对生存曲线的影响。

6.6 竞争风险模型

竞争风险模型是一种处理包含多种潜在结局的生存数据的分析方法。在临床研究中，存在某种已知事件可能会影响另一种事件发生的概率或是完全阻碍其发生的情况，则认为前者与后者存在竞争风险。不同的研究事件 A 和竞争风险事件 B 的关系会影响到不同的处理方法和统计模型的采用，所以，在临床研究中明确事件之间的竞争关系至关重要。

假如研究事件 A 和竞争风险事件 B 密不可分，或者 B 很有可能是由 A 导致，那么在终点的定义中，会同时考虑 A 和 B 两个事件。比如，对于 PFS，死亡是疾病进展的竞争风险，患者可能在观察到 PD 发生前就死亡了，所以在 PFS 定义中将 PD 和全因死亡都作为 PFS 事件。对于 PFS，时刻 t 的风险率＝时刻 t 有 PD 或全因死亡事件人数／生存时间不小于 t 人数。

　　在研究中也会遇到研究事件 A 和竞争风险事件 B 可能相关，但研究者只想得到一个相对纯粹的关于事件 A 的估计的情况。比如，对于 TTP（至疾病进展时间），研究所关心的事件为 PD，那么在 TTP 的定义中只有 PD 作为 TTP 事件，而没有发生 PD 但死亡的患者的 TTP 会被删失，因此对于 TTP，时刻 t 的风险率＝时刻 t 有 PD 事件人数／生存时间不小于 t 人数。

　　最后，考虑所研究事件 A 和竞争风险事件 B 相对独立，但 B 会阻止事件 A 被观察到的情况。比如，在试验中以至第一次主要不良心血管事件（major adverse cardiovascular events，MACE）发生的时间作为研究终点，其中 MACE 事件包含由心血管疾病导致的死亡，那么其他原因的死亡就是与 MACE 事件独立的竞争风险，并且会阻止 MACE 事件被观察到。在考虑竞争风险的情况下，时刻 t 的风险率＝时刻 t 有 MACE 事件人数／（生存时间不小于 t 人数＋生存时间小于 t 但无 MACE 事件人数）。

参考文献

[1]　COX D R. Regression models and life-tables[J]. Journal of the Royal Statistical Society: Series B (Methodological), 1972, 34(2): 187–202.

[2]　DONG G, MAO L, HUANG B, et al. The inverse-probability-of-censoring weighting (IPCW) adjusted win ratio statistic: An unbiased estimator in the presence of independent censoring[J]. Journal of biopharmaceutical statistics, 2020, 30(5): 882–899.

[3]　KAPLAN E L, MEIER P. Nonparametric estimation from incomplete observations[J]. Journal of the American statistical association, 1958, 53(282): 457–481.

[4]　MANTEL N. Evaluation of survival data and two new rank order statistics arising in its consideration[J]. Cancer Chemother Rep, 1966, 50(3): 163–170.

[5]　ROBINS J M, TSIATIS A A. Correcting for non-compliance in randomized trials using rank preserving structural failure time models[J]. Communications in statistics-Theory and Methods, 1991, 20(8): 2609–2631.

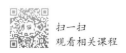 扫一扫
观看相关课程

 Statistics GSDS BeiGene

本章撰稿人：赵娜　王瑜

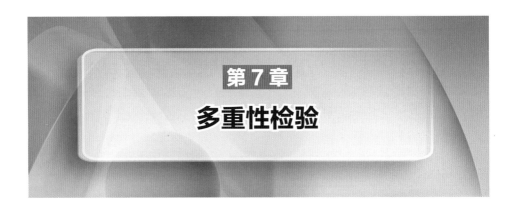

第7章

多重性检验

多重性检验在临床中甚至是生活中都很常见。本章，我们会通过以下这几方面讲述多重性问题。

①多重性的定义。

②多重性的展现形式：如怎样去理解多重性和一类错误的关系？一类错误的分配是在讲多重性吗？

③多重性的问题在不同类型的情况下的研究，及相应的统计学方法的介绍。

④案例分析。

7.1 什么是多重性检验

提到多重性检验，首先我们要知道什么是检验。这里的检验指的是试验里面的假设检验。假设检验通常通过反证法验证，也就是说，如果要证明一种药物有效，由于直接证明会比较困难，我们会先假设这个药物无效，然后再基于观察道德用数据说明药物无效的概率非常小。我们常说的一类错误指的就是如果这个药物真的无效，而在试验中收集到的数据错误地把它判断为有效（即药物为假阳性）的概率。假设检验提出的原假设，即研究药物无效，用 H_0 表示；与原假设相对立的备择假设，用 H_a 表示。一次检验有 4 种可能的结果，见表 7-1。

表 7-1　试验结论分类

真实情况	拒绝 H_0 （研究药物有效）	不拒绝 H_0 （研究药物无效）
H_0 为真 （研究药物无效）	一类错误 α	结果准确 $1-\alpha$
H_a 为真 （研究药物有效）	结果准确 $1-\beta$	二类错误 β

注：α 是一类错误发生的概率；β 是二类错误发生的概率。

那么如果真的犯了一类错误，是谁承担了风险呢？答案是药品监管机构。这种情形相当于监管机构批准了一个无效的药物，并给广大民众带来了一个巨大的风险。因为大家本来有可能去使用一些其他有效的药物，但是实际上却花钱使用了一个根本没有效的药物。

另外一方面，在一类错误的对立面，其实也有一种错误，常用二类错误来表示。这个二类错误实际上就是假阴性，也就是说这个药物本身是非常有效的一个药物，但是由于某种原因，我们在这个试验里面没有证明出来它的有效性。在这种情况下，风险的主要承担人是药厂。因为药厂在前期开展了很多探索性试验积累证据，以期药物能在关键性注册试验里面体现出疗效，然后去申请药品注册。但由于试验设计、数据收集等环节产生错误或其他小概率事件的发生，使得药物真实的有效性没有得到证明，最终不光前期的资本和时间投入打水漂，社会也失去了一个从有效药物获益的机会。

了解了试验检验中的两种错误，我们回到多重检验上来。在讲多重检验的时候，我们其实只对一类错误进行控制。因为一类错误产生可能会导致无效药物上市，因此监管机构就有动力去严格的监管它。任何一个药物，如果不加控制的多次去检验，虽然每一次可以将犯一类错误概率（alpha）控制在双边 0.05 范围内，但若尝试 10 次，则可以把"至少一次成功（假阳性）的概率"提高到 0.4 甚至更多，如图 7-1 所示，从图中可以看出多次重复检验增大了总体一类错误出现的概率，而这直接意味着监管机构承担风险的概率也提高到了 0.4。

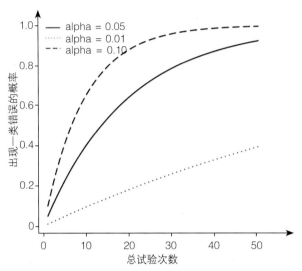

图 7-1 不同条件下至少出现 1 次假阳性的概率

　　也许你也会问，一类错误发生的概率是否能减低到 0 呢？从图 7-2 可以看出，即便我们假设研究药物没有疗效（H_0），但因为我们在每次试验中能观察到的只能是某个检验统计量的一个表现值，所以该统计量的试验结果也有一定的概率落在红色区域，从而表示该药物的疗效存在。这时候我们就会有一个误判，这种误判就是我们想要控制的一类错误，即假阳性。由于我们面对的是随机变量，所以无论用多大的样本量，在药物无效的情况下，试验结果还是有一定概率显示出较高的疗效（即假阳性），只是随着样本量变大，假阳性发生的概率会逐渐变小。

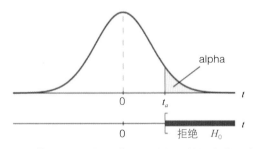

图 7-2 药效为零时拒绝药物无效假设的概率的示意图

回到多重检验,当我们有两个终点时,该怎么控制总体一类错误的发生呢?

让我们以癌症相关临床试验中常见治疗终点指标(简称终点)PFS 和 OS 为两个主要终点进行举例说明。一般来说我们对于一个成功试验是这样定义的:PFS 或者 OS 里面的任何一个终点"成功"都能代表药物疗效显著优于对照。也就是说如果 PFS "成功"了,但 OS 没有"成功";或者 PFS "成功"了,但 OS 没有"成功",这个试验其实也能作为称为一个成功的试验(当然是否能在监管机构获批也会有其他影响因素)。

那么我们就要看一下,如果真的把 PFS 和 OS 两个终点检验的出现一类错误的概率都控制在单边 0.025 的时候,会发生什么?由于我们只讨论一类错误,所以我们现在只关心药物无效的情况。对于单一终点 PFS,我们先把所有 PFS 真实无效的情况用长方形表示(图 7-3 左)。然后把所有情况分成 2 类:① PFS 在试验结果表现为阴性(蓝色区域);② PFS 在试验结果表现为阳性(蓝点区域),基于定义,这一部分其实就是 PFS 的假阳性(图 7-3 右)。

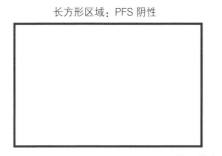
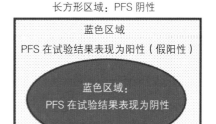

长方形区域:PFS 阴性　　　　长方形区域:PFS 阴性

蓝色区域
PFS 在试验结果表现为阳性(假阳性)

蓝色区域:
PFS 在试验结果表现为阴性

图 7-3　单一终点时的事件概率示意图

如果我们把 PFS 检验的假阳性控制在单边 0.025 之内,单个终点的情况是非常清晰的。但是对于两个终点,就稍微复杂。如图 7-4 右图所示,如果有两个终点,那么大家都为阴性的情况会比任何一个为阴性的情况要少,反之留下的蓝点区域(双终点情况下的假阳性)就会大。这样我们就会直观地看到,对于双终点,如果两者的一类错误发生概率还是控制在单边 0.025 的话,那么总体的一类错误的发生概率大于单边 0.025。(大约是单边 0.049,比监管机构预定的一类错误发生概率 0.025 要大近一倍!)这个就是为什么在多个终点的试验设计中,监管机构在审批药物时会要求提供一种总体一类错误的控制方式(即一类错误的分配方式)。

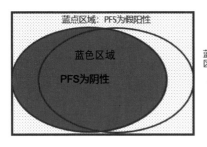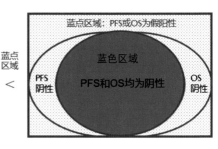

图 7-4　双终点时的事件概率示意图

7.2　多重性的来源

产生多重性问题的核心就是在试验中不停地重复地去做统计检验，并且对于每一个结果都想给出确证性的结论。多重性的来源可以体现在表 7-2 中的几种情况，我们会挑选几个重要的例子展开讲述。

表 7-2　多重性的来源举例

多重性来源	例子
多个研究	FDA 要求：双阳性安慰剂—对照研究①
多个终点	多个主要研究终点（双主要研究终点，OS/PFS）
中期分析	成组序贯设计
多个分析集	ITT 和 PD-L1 + 分析集
多个治疗组	多剂量，包含阳性对照的安慰剂—对照研究
多个时间点	重复测量
亚组分析	按性别分组，按年龄分组，按分层 / 预后因素分组
敏感性分析	处理缺失数据，控制协变量，参数 / 非参数检验

7.2.1　多个研究

这类要求一般出现在非急需或非恶性疾病药物研发的 Ⅲ 期确证性临床试验中，它需要药物申报方的两个设计基本一致的 Ⅲ 期确证性试验都给出试验药

---

① *Demonstrating Substantial Evidence of Effectiveness for Human Drug and Biological Products Guidance for Industry DRAFT GUIDANCE*，*U.S. Department of Health and Human Services Food and Drug Administration Center*，*December 2019.*

物优于对照药物的证据。其实也就是把发生一类错误的概率进一步降低为单边 0.006（0.025 × 0.025）。更低的一类错误发生概率的控制其实与市场（监管机构及患者）对于药物的需求是相关的，由于非急需或非恶性疾病类药物需求相对低，所以监管机构（以及政府和患者）能够包容的风险（以一类错误为代表）也会更低。

7.2.2　多个终点

如前述，我们已经介绍了双终点试验设计时需要考虑合适的一类错误控制来保证总体一类错误发生概率在单边 0.025 之内。其实对于需要多个终点证明疗效的研究，我们可以从几个方面考虑终点的设置和检验。

（1）当试验的成功定义为：多个主要终点中任意一个终点成功，即会带来一类错误膨胀，需要一类错误分配或调整。

（2）当试验的成功定义为：多个主要终点中所有终点均需成功，即不会带来一类错误膨胀，无需重新分配。这种情况下，由于试验成功的定义比任何一个终点为阳性的条件更苛刻，所以无需担心一类错误的膨胀，反而对于试验的把握度需要仔细计算。例如，如果有两个主要终点，每个终点的把握度均为 90%，则试验的总体把握度只有 81%（90% × 90%）。

（3）利用复合终点：把多个终点结合为一个复合研究终点。例如 PFS 就是一个复合终点，在事件的考虑中同时包括了进展和死亡。在非肿瘤领域也有很多利用复合终点的情况，如心血管领域中对 MACE 的定义。

7.2.3　中期分析

中期分析是一个非常常见的多重检验情景，其多重性体现在不同时间点对于同一终点的分析。我们以在 67% 事件数时做生存中期分析为例在表 7-3 中清晰地列出了一类错误在中期分析和末次分析的分配方式，这种分配方式保证了总体一类错误发生概率在 0.025。

表 7-3　中期分析中的多重性检验举例（以 O'Brien-fleming 方法为例）

	总错误率	中期分析消耗	末次分析消耗
单边一类错误率	0.025	0.0062	0.0188

图 7-5 展示了对于中期分析，不同的分配方式如何根据获得信息数量相对于整个试验的比例（如发生的事件数比例）分配一类错误。我们可以看到在这种分配中，基于对于药物表现获得信息的情况可以有不同的选择。比如，表 7-3 所示的例子中使用 OF（O'Brien-Fleming）方法进行分配，使得中期分析的一类错误分配会很少，所以导致除非药物在中期分析的表现非常优越，不然不会在中期分析的时候因优效性停止试验，这种相对保守的设置也使得这种分配方式被称为各大监管机构首选的疗效评估方式。但其他 3 种方法在中期会更加激进，这使得试验更有可能在中期分析中成功，因此这些设计多用在非注册目的的 II 期临床试验中，或只是用来衡量药物的非劣效性。

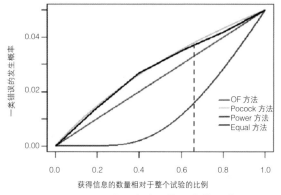

图 7-5　不同分配方式下的一类错误分配

大家也经常会问应该设计多少次中期分析。一般来说不建议次数过多，每一次的中期分析其实都会消耗一定的一类错误。在时间上，我们也不建议中期分析设置的时间过早或过晚：如果太早，数据还不成熟，证据不稳定；如果太晚，则没有必要。多数中期分析会在事件数发生 50% ~ 67% 时进行，免疫治疗药物应该适当推后以允许滞后效应。中期分析的时间同时还需要考虑其他主要终点的主要分析时间，以及竞品数据发布时间等。

7.2.4　亚组分析

亚组分析其实也会涉及多重性问题。当我们做的亚组分析只是描述性的，不打算下任何结论的话，那就不涉及一类错误的膨胀。但如果我们想从众多分组里面找出一个亚组，并从中得出该亚组的患者获益更多的结论时，就需要考虑一类错误的控制。和多重终点一样，如果把每个亚组检验的一类错误发生概率都设置在单边 0.025 的情况下，并且假设对 10 个亚组进行检验，即便这 10 个亚组中试验药物没有疗效，我们仍然有至少 40% 左右的概率看到其中一个亚组为阳性，而这种阳性的结论完全是随机产生的。

7.2.5　多个治疗组

在传统药物研发中，Ⅱ 期临床试验经常还需承担剂量选择的任务。在这些试验通常需要测量不同剂量的药物相对于安慰剂的疗效，从而选择一个最优的剂量。常见的处理多重性的方式有两种：①使用药物剂量应答检验（trend test）作为主要分析方式，以模型产出的剂量参数显著程度为主要指标来选择最优剂量，无需调整一类错误；②使用与安慰剂两两对比的方式进行主要分析（每个剂量单独与安慰剂进行对比），经常使用固定序列法检验方法（group sequential test），如从最高剂量向最低剂量逐个检验。

7.3　多重性检验的统计方法

对于试验主要终点的主要分析还是应尽量做到精简。当一定要用到多个终点时，应该使用适合的统计分配方式。表 7-4 展示了各类常用的和不常用的统计方式。

表 7-4　多重性检验统计方法

统计模型	单步骤	多步骤	
		检测顺序随数据变化	检测顺序预先设定
非参数	Bonferroni	Holm	Fixed-sequence Fallback Chain Procedure
半参数	Simes Sidak	Hochberg Hommel	—
参数	Dunnett	Step-down Dunnett Step-up Dunnett	Parametric fallback Parametric chain Feedback

接下来介绍比较常用的几种统计方式。

1）单步骤法（bonferroni）：这个方法设计简单，使用简便，曾经是最常用的方法。假设我们有 3 个终点需要作为主要终点，那我们就把单边 0.025 的一类错误分为三份，α_1，α_2 和 α_3，并且用这 3 个值来分别给终点 1，2 和 3 做检验（图 7-6）。这个方法的好处是 3 个终点之间的检验成功与否是互相独立的。但坏处是这种方法没有非常充分地利用到总体一类错误发生概率的限值 0.025。

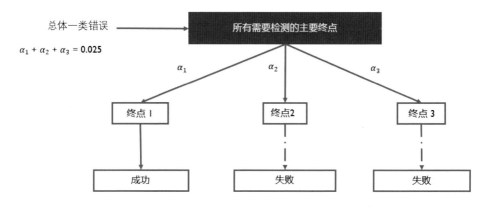

图 7-6　Bonferroni 一类错误分配法

2）固定序列法（fixed-sequence method）：对每一个假设按次序进行检验，直到某个假设被接受。这种方法的好处是无需调整一类错误分配方式，可以全在一类错误发生概率限值水平（单边 0.025）上检验；但若任一检验无统计学意义，无论后面的终点结果有多优秀，后续的检验将不再进行。例如，在图 7-7 中，如果终点 1 的原假设 H_{01} 没有被拒绝的话，那么 H_{02} 是不可能被检验的。

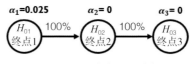

图 7-7　固定序列法举例

3）后降法（fallback method）：这个方法相对于固定序列法有一些改进。设计时会把大部分一类错误分配给最重要的终点，把剩余的分配给其他终点。这种做法一方面可以给最重要的主要终点的原假设 H_{01} 更多的成功机会，同时也仍然保留一些机会给其他终点的原假设 H_{02} 和 H_{03}，使得当 H_{01} 失败的时候仍然可以去检验 H_{02} 和 H_{03}，如图 7-8 所示。

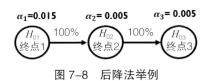

图 7-8　后降法举例

4）普适链法（chain procedure）：统计学家发现我们可以用更多的方法去充分的利用每一个分配出去的一类错误，如：回收。如图 7-9 所示，H_{03} 本身就可以在 0.005 的水平下进行一次检验，当检验成功后它还可以把 0.005 的一半分给 H_{02} 的检验，另一半分给 H_{01} 的检验。当 H_{01} 或者 H_{02} 在原来的水平（0.015 和 0.005）上没有通过检验时，这些来源于 H_{03} 的一类错误的增加可能正好可以帮助这两者通过检验。因此它比单步骤法更强大，充分利用了一类错误的每一个部分。

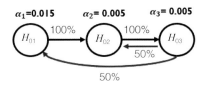

图 7-9　普适链法举例

可以用表 7-5 来显示有回收和没有回收的一类错误分配在实验的成功率上有什么样的区别。当 PFS 和 OS 各自以 0.005 和 0.02 的一类错误分配方式去做检验的时候，同样的 535 人的样本量带来的把握度分别为 0.98 和 0.8；而如果我们在 PFS 和 OS 的两个终点之间设置了回收一类错误的设计时，同样作为 535 人的试验，他们各自的把握都会上升为 0.997 和 0.826，一定程度上升高了试验整体的把握度。

表 7-5 有回收和无回收的一类错误分配方式在实验把握度上的区别

设计方案	终点	一类错误（单边）	统计把握度	样本量	事件数	HR 阈值
双终点（无回收）	PFS	0.005	0.98	535	342	0.8003
	OS	0.02	0.8	535	264	0.8373
双终点（有回收）	PFS（当 OS 显著时）	0.025	0.997	535	342	0.8441
	OS（当 PFS 显著时）	0.025	0.826	535	264	0.8441

因此，在目前常见的 Ⅲ 期临床试验里，一般都会使用这种带有回收的一类错误分配方式。基于试验类型的不同，这些试验经常还会将重要的次要终点同时纳入在一类错误的分配中，如图 7-10 所示。这是由于 FDA 在 *Clinical Studies Section of Labeling for Prescription Drugs and Biologics* 的指导文件中指出"所有想用来描绘试验药物优于对照药物的终点都应该按照一定程度控制在一类错误之内"。

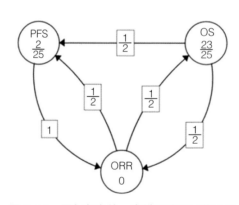

图 7-10 更加复杂的一类错误分配回收示例

写在最后

对研究者自己设计的试验时的几点建议。

● 当涉及注册性试验时，多重性是一个非常重要的问题；每个关键性试验都需要使用验证性的分析策略，特别要关注总体一类错误。

● 多重性检验方式的选择需要考虑到多个因素：各个终点的相对重要性、预期的治疗效果大小、能被证明为优效（或非劣效）的概率、需要的样本量 / 事件数等。

● 多利用带有回收性质的一类错误分配方式，重复利用一类错误。

● 当试验主要终点为多个时，试验的总体把握度会大大减弱，或者说样本量会大幅增加。如果可以，尽量避免这种情况。

● 次要终点尽量少。为了未来建立假设而设定的终点不应被包含在次要终点里，而应被当作探索性终点。

参考文献

[1] ALOSH M, BRETZ F, HUQUE M. Advanced multiplicity adjustment methods in clinical trials[J]. Stat Med, 2014, 33(4): 693–713.

[2] TODD S, WHITEHEAD A, STALLARD N, et al. Interim analyses and sequential designs in phase III studies[J]. British journal of clinical pharmacology, 2001, 51(5): 394–399.

[3] U.S. Food and Drug Administration. Clinical Trial Endpoints for the Approval of Cancer Drugs and Biologics Guidance for Industry[EB/OL]. [2023–10–25]. https://www.fda.gov/regulatory–information/search–fda–guidance–documents/clinical–trial–endpoints–approval–cancer–drugs–and–biologics.

[4] U.S. Food and Drug Administration. Labeling for Human Prescription Drug and Biological Products – Implementing the PLR Content and Format Requirements[EB/OL]. [2023–10–25]. https://www.fda.gov/regulatory–information/search–fda–guidance–documents/labeling–human–prescription–drug–and–biological–products–implementing–plr–content–and–format.

[5] U.S. Food and Drug Administration. Multiple Endpoints in Clinical Trials Guidance for Industry[EB/OL]. (2022–10–20)[2023–10–25]. https://www.fda.gov/regulatory–information/search–fda–guidance–documents/multiple–endpoints–clinical–trials–guidance–industry.

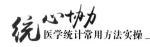

[6] 国家药品监督管理局药品审评中心.药物临床试验多重性问题指导原则（试行）[EB/OL]. (2020–12–31)[2023–10–25]. https://www.cde.org.cn/main/news/viewInfoCommon/a1fd04ab94ffa83aadee4bd1c0327a7f.

 扫一扫
观看相关课程

 Statistics
GSDS
BeiGene

本章撰稿人：廖珊妹

第8章
非劣效试验设计

8.1 为什么要做非劣效试验?

在常规的Ⅲ期临床试验中,试验药物相对对照药物的疗效优劣可分为3种类型:优效、非劣效和等效。具体定义如下。

●**优效**（superiority）

新的治疗方式显著优于安慰剂或者对照 / 标准治疗方式。

●**非劣效**（non-inferiority）

新的治疗方式至少不劣于对照 / 标准治疗方式。"非劣效",即疗效相似,或者更优效。

●**等效性**（equivalence）

新的治疗方式与对照 / 标准治疗方式疗效相当,即既不劣于也并不优于。

因此,按照试验相对对照药物的疗效优劣,可将Ⅲ期临床试验分为优效性试验、非劣效性试验和等效性试验。

在优效性试验中,虽然我们一般以提前定义的优效统计量作为评判试验成败的标准,但是在实际衡量中也要考虑到试验结果展现出来的临床疗效获益幅度。对于非劣效性试验,其评判标准则依赖于一个定义非常谨慎且科学的非劣效界值,当试验组相对对照组的疗效差距及其置性区间不低于该非劣效界值时,可以定义为试验药物相对对照组为非劣效。而Ⅲ期临床试验的等效性临床试验多数专门用来评价生物类似物的等效性,其等效界值的计算基于 FDA 非劣效界值相关指导文件中介绍的原则，等效性临床试验会提前定义一个等效区间，并且要求该生物类似物相对原研药在疗效上的点估计值及置性区间完全落在该等效区间内。这些概念和规则可以简单总结为以下几种情况（图 8-1）。

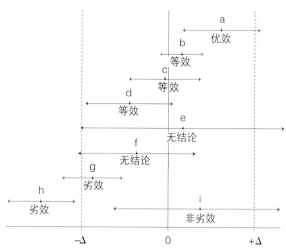

注：+Δ 和 -Δ 是提前定义的非劣效界值（等效界值）。

图 8-1　不同试验的疗效差别

其中，场景 a 中，观测值的置信区间下界高于 0，因此在有相应的假设检验的条件下可以证明药物优效。场景 b，c，d 中，点估计和置信区间均在等效界值内，如果假设检验设置为非劣效，则可证明药物非劣效；如果假设为等效，则可证明药物等效。场景 e 和 f 中，由于置信区间过宽（可能由于样本量过小），表示试验在任何假设检验下，药物疗效均无法得到确定结论。场景 g 和 h 的置性区间上界低于 0，表示试验药物劣于对照药。最后的场景 i，是比较典型的非劣效试验的结果，即置性区间下界高于 -Δ。

在各种药物争相证明自己相对对照组或者标准治疗为优效的大环境下，为什么会有非劣效试验的存在呢？这其实体现了疗效本身并不是唯一评价药物价值的指标。在新治疗比当前的阳性对照治疗"并非不可接受的差"的前提下，如果该药物有一些额外的优势，如更低的安全风险、更少的花费、更便利的获取药物或更好的用药体验，都可能使它成为更优方案。类似非劣效设计的试验最初用于那些不可与安慰剂对照的癌症疾病的研究，出于伦理考虑，对照组需要选择为当时的标准治疗（阳性对照药），但如果试验药物能够大幅度提高安全性，那么即便在疗效上和对照药物相当或者稍劣于对照药物，也是可以接受的。但是，如何定义非劣效界值是一个非常复杂的问题，这将直接影响试验结论的可信度。

8.2　非劣效界值的计算

我们先直观的认识一下非劣效界值（M2）在各种不同终点类型上的表现形式，见表 8-1。例如，对于生存类终点（PFS、OS 等），我们一般期望试验组相对对照组的风险比（hazard ratio，HR）[①] 小于 1，但如果我们认为稍劣于对照组的治疗效果也可以接受时，那我们会依据历史数据计算出一个合适的大于 1 的非劣效界值 $1.\times\times$，只要试验结果中试验组相对对照组的 HR 的置信区间上界不高于该非劣效界值即可。对于比率类终点（ORR，pCR 等），我们期待试验组的 ORR 和 pCR 高于对照组，即试验组相对对照组的风险比率（rate ratio，RR）[②] 大于 1，但如果非劣效可以被接受，那么可以计算一个界值小于 1 的非劣效界值 $0.\times\times$，要求试验结果中治疗组相对对照组的 RR 置信区间下界不低于这个界值。或者换用 P 值检验法表述，假设单边一类错误率为 0.025，检验中的 p 值 < 0.025，则拒绝 H_0，认为试验药不劣于对照药。

表 8-1　非劣效界值在不同终点类型上的表现形式

	HR（生存时间类终点）	RR（比率类终点）
非劣效界值 M2	$1.\times\times$	$0.\times\times$
研究假设	H_0: HR 试验组相对对照组 $\geqslant 1.\times\times$ H_1: HR 试验组相对对照组 $< 1.\times\times$	H_0: RR 试验组相对对照组 $\leqslant 0.\times\times$ H_1: RR$_B$ 试验组相对对照组 $> 0.\times\times$

那这个界值又是如何算出的呢？假设我们在非劣效试验中选择阳性对照药物 A，非劣界效值本身不来源于对照药 A 和试验药物之间的疗效差距，而是来源于当阳性对照药物 A 上市时，其试验中观察到的对照药物 A 相对于原始

[①]　HR 指暴雷组发病率或死亡率与排暴露组在某一特定时间上发病率或死亡率之比。

[②]　RR 指暴露人群某一事件的发生率和非暴露人群的某一事件的发生率之比。

对照药物 O 的优效程度，用 M1 表示，如疗效差值的 95% 置信区间的下界。而非劣效界值实际上就是保留 M1 的一部分（经常取 50%），来确保即便试验药物比阳性对照药物 A 在疗效上差一些，但仍然可以优于原始的对照药物 O。这个非劣效界值表示能接受的试验药物疗效劣于 A 药疗效的最大值，常用 M2 表示，具体关系如图 8-2 所示。

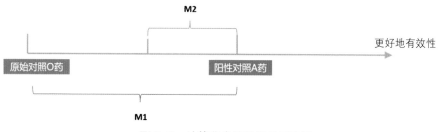

图 8-2　计算非劣效果值的示意图

例如，在一项非劣效试验设计过程中，当 ORR 为主要终点时，则可以通过荟萃分析中的 4 个试验得出以下结论（图 8-3）：当非劣效试验中的阳性对照药物上市时，相对原始对照药 O 的 ORR 比率 RR 大约有 90% 的提高，取其 90% 置性区间下界 1.65（M1），得到 M1 对数 log 值一半的疗效获益，即 $\exp [50\% \times \log(1.65)] \approx 1.28$，则非劣效界值 M2 可表示为 $1/1.28 \approx 0.78$。那么该非劣效试验的成功则定义为：试验药物相对阳性对照药物 O 的 RR 值的 95% 置信区间下界不低于 0.78。

Study	Experimental Events Total		Control Events Total		Response Ratio	RR	90% -CI	Weight (fixed)	Weight (random)
Sandler 2006	133	381	59	392		2.32	[1.85; 2.91]	37.2%	35.9%
Reck 2010	114	329	71	327		1.60	[1.29; 1.97]	42.8%	39.3%
Johnson 2004	11	34	6	32		1.73	[0.83; 3.58]	3.6%	5.1%
Niho 2012	71	117	18	58		1.96	[1.39; 2.76]	16.4%	19.7%
Fixed effect model		861		809		1.90	[1.65; 2.19]	100.0%	--
Random effects model						1.91	[1.61; 2.26]	--	100.0%

Heterogeneity: $I^2 = 24\%$, $\tau^2 = 0.0104$, $p = 0.27$

图 8-3　非劣效界值计算中荟萃分析示例

简单而言，使用 RR 或者 HR 等统计量衡量药物疗效时，选择保留对照药物 A 相对原始对照药物 O 的 ××% 的效力时，非劣效界值 M2 和 M1 两者的关系为：$\log(M2) = (××\%-1)\log(M1) = (1-××\%)\log(1/M1)$。详细的界值计算必然需要由统计师帮忙，但是计算劣效值的核心思想就是，虽然某些情况下允许试验药物劣于阳性对照，但是劣的程度需要控制，以保证其相对原始的对照 O 药物仍然有疗效获益。

通过上述方式，我们是否会得到统一的非劣效界值呢？其实不然，下面我们将介绍非劣效界值生成过程中的注意事项。

（1）历史试验的选择

非劣效界值的生成会基于几个历史试验。纳入不同标准的试验会大大影响非劣效值的大小。一般我们会遵循以下原则选择历史试验。

①多参考阳性对照 A 药物上市时进行的 Ⅱ / Ⅲ 期临床试验。

②同时考虑在不同国家和地区用于药物注册的其他试验。

③保证这些试验中使用的对照组相同。

④若部分试验条件不同于目标非劣效试验（如人群，入排标准等），可以考虑排除。

针对第四点，我们可以以图 8-4 为例详细说明。图 8-4 中的气泡图分别展示了 4 项注册试验中基线指标与试验结果的关系。可以比较明显地看到，试验 Schiff 2008 在试验结果数值上远高于其他 3 个试验。通过查验各基线指标发现，该试验在"患者肿胀关节个数"和"患者酸痛关节个数"2 项基线指标同其他 3 者有明显差异。通过进一步研究发现，该试验基于实际需求入组了基线指标更为严重的患者，有历史数据表明该类型药物在重症患者中的确容易看到相对更好的疗效。基于本非劣效试验的人群更接近于其他 3 个试验的历史试验人群，经与监管机构交流，本次非劣效界值的计算只基于其他的 3 个历史试验，剔除了试验 Schiff 2008。

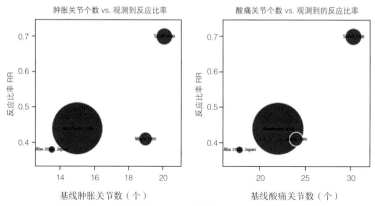

图8-4 4项注册试验中基线指标与试验结果的关系

（2）阳性对照疗效保留程度

作为影响非劣效界值计算的另外一个因素，药物疗效的保留程度在某些场合中也不一定是50%。虽然在 FDA 非劣效试验的设计指南[①]中，50% 是最为推荐的保留份额，但是在实操中，药物疗效的保留程度可能随疾病严重程度及替代疗法的可用性和成本高低而变化。例如，在阳性对照药物 A 相对原始对照药物 O 曾经大幅提高疗效的情况下，有可能需要非劣效界值保留超出 50% 的疗效获益（只维持 50% 的疗效获益已经不能满足当下的临床需求，试验药物需要更接近阳性对照药物 A 才能获得批准）；在终点变异度比较大，但又急需新的更安全或更可及的药物上市时，可以根据实际情况酌情减少疗效获益的保留比例（＜50%），使得非劣效试验更加可行。

（3）终点的选择

在有些场合中，刻画历史试验中阳性对照药物 A 相对原始药物 O 疗效的方式是有多种选择的。我们以反应率为例进行说明（图8-5），在这个例子中，反应率比率（response ratio）和其差值（response difference）均可作为计算非劣效界值的指标。而哪一个衡量维度更合适呢？其实在 FDA 非劣效试验设计指南指出终点是衡量药物疗效稳定性的重要指标。基于此，在这两种选择中，我们观察到代表试验间异质性的 I^2 值在反应率比（response ratio）中更小（24%

---

① Non-Inferiority Clinical Trials to Establish Effectiveness Guidance for Industry，U.S. Department of Health and Human Services Food and Drug Administration November 2016.

vs. 40%），代表其异质性在各试验间更小。因此，对于后续的非劣效界值计算，我们会基于反应率比率来进行分析。

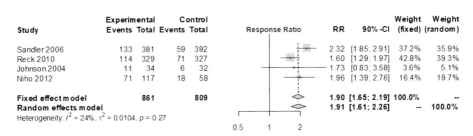

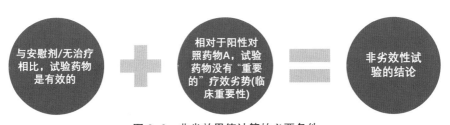

图 8-5　终点选择举例

以上内容从 3 个方面介绍了非劣效界值计算时的各种考虑因素。不过实际应用过程中，大家经常会因为希望得到更小的样本量，而特意选取较宽的非劣效界值。这里值得再次说明的是，非劣效界值选择的临床合理性是试验结论是否有价值的重要标准。只有同时满足条件"与安慰剂 / 无治疗相比，试验药物是有效的"和"相对于阳性对照药物 A，试验药物没有'重要的'疗效劣势（临床重要性）"才能得到一个有临床意义的试验结论（图 8-6）。

图 8-6　非劣效界值计算的必要条件

8.3 非劣效试验的样本量

样本量计算是试验设计不可避免地步骤，下面我们将详细地介绍样本量在非劣效试验里面和各种参数之间的关系，同时说明是否非劣效试验相对优效试验一定意味着更高的事件数（图 8-7）。如同其他试验一样，非劣效试验的样本量会随着犯一类错误概率的变小而变大，和把握度的变大而变大。非劣效试验特有的情况有以下几种，如果非劣效界值变小时（例如，从 0.5 个月变成 0.4 个月），需要的事件数会相应升高（如从 99 例升至 155 例）；如果试验药物相对对照药物疗效越接近或比其更差（如中位值从 10 个月变成 9.5 个月），则需要的事件数也会上升（如从 99 例升至 123 例）。当然样本量计算还会受到其他相关参数（例如入组时间、随访时间、脱落率等）的影响，但是最为核心的、特有的仍然是非劣效界值和两种药物疗效的差距。

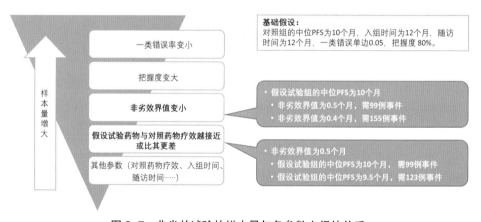

图 8-7 非劣效试验的样本量与各参数之间的关系

关于具体的非劣效试验样本量的计算，请参见第 1 章假设检验和样本量计算，这里不做赘述。

下面我们再来打破"非劣效试验样本量一定更多的"魔咒。以图 8-8 为例，假设我们以 PFS 为主要终点，对照组中位值为 10 个月，其他参数具体见图示信息。当我们设计试验为优效试验时，假设试验组疗效与对照组相差较小（如中位为 15 个月），则需要 152 例事件数；如果我们假设试验组疗效很好

（如中位为 18 个月），则需要 72 例事件数。而当我们把试验设计为非劣效时，并且计算的非劣效界值为 0.5 个月时，如果试验组疗效与对照组相同（只有 10 个月时），我们需要的事件数为 99 例，处于上两种情况之间。类似的，我们也完全有可能在大多数参数相同的情况下，由于试验组疗效的差异，而产生优效性试验事件数低于或高于非劣试验事件数的情况。因此，我们应该认识到，样本量（事件数）的多少，完全取决于我们在试验设计时对各个参数的估计，没有所谓"非劣效试验一定会有更高样本量"的论断。

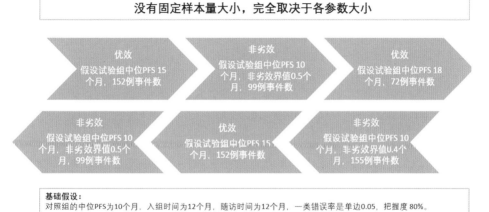

图 8-8　非劣效试验的样本量举例

进阶概念

　　设计一个合理且操作性强的试验的需求还是存在的，所以在 FDA 非劣效试验设计指南中，也特别提出了除了常用的固定界值法以外，还介绍了用综合法产生随机的非劣效界值以评判非劣效试验的设计方法（图 8-9）。这种方式在设计和计算上稍许复杂，所以使用不多。但是，由于其会使用产生更小方差的公式，所以一般来说会比使用固定界值法需要更小的样本量。有需求的研究者们可以详细了解一下。

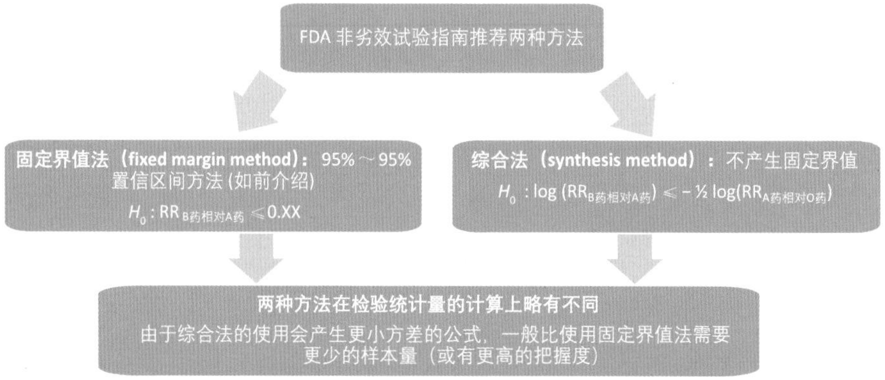

图 8-9　FDA 非劣效试验指南推荐的试验设计方法

8.4　如何保证非劣效试验的严谨性

在这一章的最后，还想在如何保证非劣效试验的严谨性方面给出一些建议。在 FDA 非劣效试验设计指南中明确指出，非劣效试验的成立基于以下 2 个假设：

①检验灵敏（assay sensitivity）：分辨某种治疗相对较差治疗或无效治疗之间差别的能力；

②稳定性（constancy assumption）：指阳性对照药物在既往研究中的效应量与在当前的非劣效试验中保持不变。

稳定性假设可以通过历史试验的数据对比衡量其稳定性假设是否成立。而检验灵敏度则对非劣效试验提出了比优效试验更高的质量把控要求：由于试验药物和阳性对照药物的疗效相当，所有参与者都接受类似程度的积极干预，试验中盲法的作用被削弱，安慰剂效应可能会更强，试验更容易产生偏倚。非劣效试验设计和实施中的"微妙"选择会降低"检验灵敏度"，这可能会缩小疗效差异，从而得出错误的"非劣效"的结论。例如，若两组试验结果的脱落率均高，则会导致两种治疗方式最后的疗效没有差异。因此，我们需要在试验设计中更多关注可能带来偏移的因素，例如，不符合要求的入组、患者依从性差、伴随用药、交叉或者后续治疗、诊断标准差异、失访或者缺失数据量大、主观的终点指标选择等；也需要设置更多高质量的试验运行要素，例如，及时的患者随访、更加客观的终点选取、清晰的后续治疗记录等。

写在最后

在进行非劣效试验设计时，希望大家能够从以下多方面考虑，以避免因为试验的质量不高而得出错误的非劣效结论。

- 尽可能设计双盲双模拟和随机对照试验，保证两药的安全性特征没有显著差别。
- 随访充分，保证患者依从性高。
- 在方案背景中给出令人信服的检验灵敏度证据，谨慎解释安慰剂和阳性对照的历史数据。
- 严谨地设计非劣效界值。

参考文献

[1] U.S. Food and Drug Administration. Non−Inferiority Clinical Trials to Establish Effectiveness Guidance for Industry[EB/OL]. [2023−10−25]. https://www.fda.gov/media/78504/download.

[2] U.S. Food and Drug Administration. Scientific Considerations in Demonstrating Biosimilarity to a Reference Product Guidance for Industry[EB/OL]. [2023−10−25]. https://www.fda.gov/media/82647/download.

[3] 国家药品监督管理局药品审评中心 . 药物临床试验非劣效设计指导原则 [EB/OL]. (2020−07−24)[2023−10−25]. https://www.cde.org.cn/main/news/viewInfoCommon/322593ac8e690e63730fc63acd1ecba4.

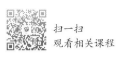
扫一扫
观看相关课程

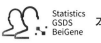
Statistics
GSDS
BeiGene

本章撰稿人：廖珊妹

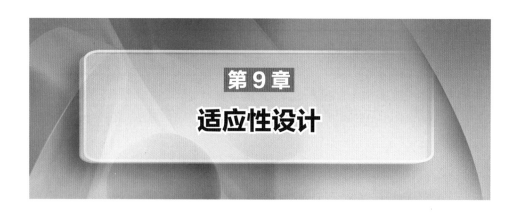

第9章

适应性设计

图 9-1 列出了我们本章内容的大框架。我们会以固定设计为基础，逐一展示在哪些环节可以改为适应性设计。在此基础上，我们还会着重再介绍一下精准治疗里的富集策略和主方案设计的一些概念和案例。

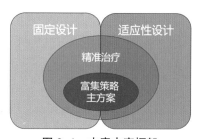

图 9-1　本章内容框架

9.1　适应性设计的分类

在国家药品监督管理局药品审评中心（Centre of Drug Evaluation，CDE）发布的《药物临床试验适应性设计指导原则（试行）》中，我们可以找到适应性设计的基本定义："根据试验期间的累积数据对临床试验进行适应性修改的临床试验设计"。因此我们可以在以下几个环节增加适应性设计。

（1）适应性随机化（图 9-2）

适应性随机化可以大致分为两种：①基于反应变量的适应性随机化，目的是提高受试者分配至优效组的概率；②基于协变量的适应性随机化，目的是在样本量较小时保证关键协变量的组间均衡性。

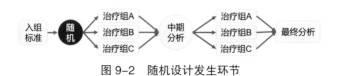

图 9-2　随机设计发生环节

（2）成组序贯设计（图 9-3）

这其实就是我们经常看到的中期分析，它达到的结果可能有多种：①依据安全性停止试验；②依据无效性停止试验；③依据优效性停止试验；④继续试验。

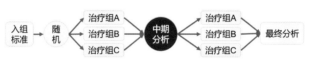

图 9-3　成组序贯设计发生环节

（3）样本量重估（图 9-4）

可分两大类：①盲态下基于方差调整的样本量；②非盲态下基于效应量调整样本量。这其中又可以分为基于最大似然法（the likelihood method）、加权法（the weighted method）、双重检验法（the dual test method）、希望区域法（the promising zone approach）等不同的统计方法进行的样本量重估[1]。

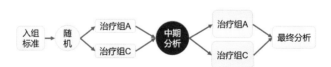

图 9-4　样本量重估设计发生环节

（4）中期分析后选择目标人群（图 9-5）

基于中期数据，我们还可以决定后续是继续针对全人群试验，还是针对某个亚组人群试验。如果做出调整，在最终分析时我们不光要包含试验的两个阶

---

① SHIH W J, LI G, WANG Y. Methods for flexible sample-size design in clinical trials: likelihood, weighted, dual test, and promising zone approaches[J]. Contemporary Clinical Trials, 2016, 47: 40–48.

段入组的所有受试者，同时也要相应的调整方法以控制整体一类错误。后面讲到的富集策略的适应性设计就属于这一类型。

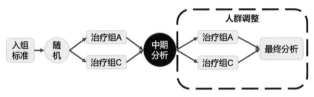

图9-5　目标人群选择设计发生环节

（5）无缝衔接的Ⅱ/Ⅲ期临床试验设计（图9-6）

在这一类的试验设计中，Ⅱ期临床试验提供的作用是积累数据，决定取舍哪些治疗/剂量进入Ⅲ期临床试验，从而对试验药物的有效性和安全性做进一步确证性验证。

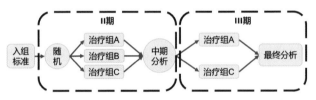

图9-6　无缝衔接的Ⅱ/Ⅲ期临床试验设计发生环节

总体来说，适应性设计的优势在于：①增加实验成功的概率。多数失败试验是由于实验设计时参数信息不足，而适应性设计提供了一个或多个基于观察到的数据调整参数的机会；②提高试验的效率。适应性设计可以及时终止疗效不足的治疗方案，并且分配更多的受试者给疗效突出的治疗方案。

当然适应性设计也有很多需要注意的地方，不当的使用会导致试验数据的完整性遭到质疑，引入操作偏倚，如一类错误膨胀等。因此建议要增加对适应性设计的学习和理解；严格选择合适的一类错误控制方式，谨慎验证统计性能；对于采用了复杂的试验设计和统计分析方法的情况，对结果的解释更要客观，避免过度解读（如把相关性当作因果性）。

9.2　适应性设计中的富集策略

下面我们就来看一下刚才提到的富集策略。FDA在2019年的富集策略支持生物制剂疗效评价指南[①]中提到了富集策略，并且将其分为了固定富集试验和适应性富集试验。固定富集试验设计是指在生物标志物预测预后信息充足时，可采用的考虑了人群选择及一类错误控制（检验策略）的试验设计；而当生物标志物信息欠缺时，则建议使用适应性富集试验设计，并点名了需要考虑的因素包含：生物标志物阈值、阳性患者比例和阳性/阴性患者疗效差异。

通过表 9-1 大家可以很清楚地看到不同的生物标志物信息级别（evidence strength of predictive biomarker）下我们可以采取的实验设计对策。简单来说，当生物标志物很清晰的预示阳性人群对实验药物有效，而阴性人群无效时，试验中只适合入组阳性人群，可以以曲妥珠单抗治疗胃癌（ToGA）试验为例。而当生物标志物的信息只预示阳性人群获益好于阴性人群，但并不能排除阴性人群无效时，则建议入组所有人群，并且推荐用标志物序贯检验（Marker Sequential Test，MaST）方式来进行试验设计。

表 9-1　不同的生物标志物信息级别下可采取的实验设计对策

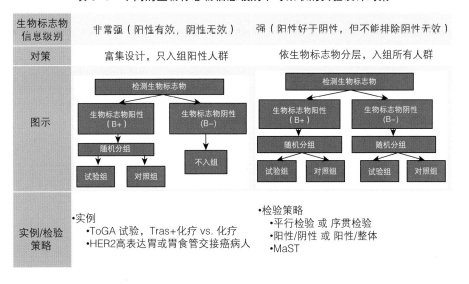

这是因为在阳性/整体的检验策略中，如果药物在阳性人群中疗效足够好，

[①] *Enrichment Strategies for Clinical Trials to Support Determination of Effectiveness of Human Drugs and Biological Products Guidance for Industry U.S. Department of Health and Human Services Food and Drug Administration March 2019.*

也能够在整体人群中证明优效性，而在此时阴性人群中的疗效也许是不够好的。例如：拉帕替尼联合来曲唑治疗（lapatinib+letrozole）vs. 来曲唑治疗（letrozole）在转移性乳腺癌（mBC）人群的试验，在人表皮生受体因子（human epidermal growth factor receptor2，HER2）阳性人群（$n = 219$）中 PFS 的 HR 为 0.71（$p = 0.019$），在全体人群（$n = 1286$）中 PFS 的 HR 为 0.86（$p = 0.026$），而在 HER2 阴性人群（$n = 952$）中 PFS 的 HR 只有 0.9（$p = 0.188$）。因此，为保证试验设计的有效性，从而剔除掉那些对于药物无效的阴性人群是非常必要的。

MaST 试验设计（图 9-7）因此应运而生[1]。首先我们需要在犯一类错误概率的显著水平 α 下再指定一个稍低的 α_1，然后先对阳性人群在 α_1 的水平下进行检测，如果结果为阳性则用 α 的水平来检测阴性人群，如果阴性人群也成功，那么将证明该药物在全人群中有疗效，否则就只能证明在阳性人群中有疗效；另一方面，如果在第一步阳性人群内的检测为阴性，则在 α_2（$\alpha_2 = \alpha-\alpha_1$）的水平下检测全人群，如果为阳性则证明全人群中有疗效，否则该药物无效。可见这个试验设计，巧妙地避开了药物在阳性人群中有效，在阴性人群中无效，但也仍然可能在阴性人群中被批准的情况（图 9-7）。已有的 ECOG E1910 试验，正是利用这个设计验证了博纳吐单抗（blinatumomab）在急性淋巴细胞白血病人群中，以微小残留病灶为生物标志物区分的不同患者亚组间的疗效差别。

其他常见的用来处理富集人群的试验策略还有以下两种（图 9-8）。在同样的参数下，不同的试验设计的确会带来不同的试验结果。我们会看到很多正面和反面的实例，例如，KEYNOTE-010[2] 试验［帕博利珠单抗（pembro）vs. 多西他赛（docetaxel）治疗晚期非小细胞肺癌］采用了序贯检验 PD-L1 方式，先检验高表达人群，然后检验 PD-L1 阳性人群，最终 PD-L1 高表达的两个剂量组（$n = 442$）均获得非常显著的 OS 和 HR 获益（0.54，$p = 0.0002$；0.50，$p < 0.0001$），进一步也在 PD-L1 阳性人群中的两个剂量组（$n = 1033$）中得到 OS 和 HR 获益（0.71，$p = 0.0008$；0.61，$p < 0.0001$）。

① FREIDLIN B , KORN E L , Gray R .Marker Sequential Test (MaST) design.[J].Clinical Trials, 2014, 11(1):19–27.DOI:10.1177/1740774513503739.
② KEYNOTE–010 是一项多中心 Ib 期临床研究，旨在评估帕博利珠单抗治疗晚期肿瘤的有效性和安全性。

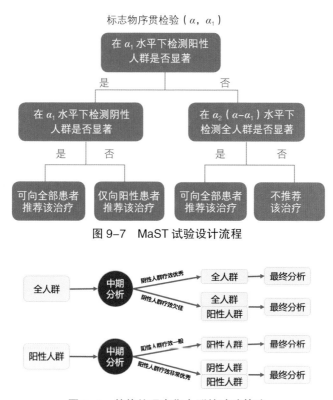

图 9-7 MaST 试验设计流程

图 9-8 其他处理富集人群的试验策略

9.3 适应性设计中的主方案设计

接下来我们再讲讲主方案设计产生的背景。主方案产生的因素有多个方面，一方面来自于我们对于疾病的划分从传统器官分类变为新的生物标志物分类（如 MSI-H 肿瘤[①]）；另一方面，由于更多靶向药物的研发使得每一种药物针对的人群总量逐渐变小。这两类因素的叠加使得每一项研究的成本变高、时间变长。由于市场竞争环境日益激烈，我们就不得不需要同时回答多个问题，这就是主方案产生的主要原因（图 9-9）。

---

① MSI-H 肿瘤，是指微卫星高度不稳定型肿瘤。

疾病划分从传统分类（如按照原发器官分类）变为
新诊断标准（如生物标志物）→人群难找　　　　　靶向治疗→
　　　　　　　　　　　　　　　　　　　　　　　人群量小

市场竞争激烈　　　　　　　　研究成本变高、时长变长

需要同时回答多个问题

图9-9　主方案设计产生的主要原因

　　实验设计与药物和疾病的对应关系见图9-10。在传统设计中我们通过单一药物研究单一疾病；在篮式设计中我们用单一治疗研究多个疾病；在伞式设计中我们探索多种治疗针对单一疾病的疗效；对于平台式设计我们可以同时研究多个药物在多个疾病上的不同组合。值得注意的是，在不同的关于药物研究的文章中，平台式设计和伞式设计的定义稍有不同。本质为：相比于伞式设计，平台式设计可以允许新的药物随时加入或离开试验。因此，一般的平台式设计试验周期很长，可以不断测试最新的药物。

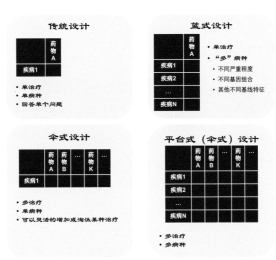

注：有时平台式设计也被称为伞式设计。

图9-10　实验设计与药物和疾病的对应关系

下面就让我们来看一下一个非常著名的平台式设计 I-SPY2。这个试验按照提前规定的 10 个分子亚型将每一个新的乳腺癌受试者分组，它的设计亮点有（图 9-11）：①基于之前观察的应答率分配下一位患者到该分子亚型获益最多的治疗组；②使用公认的 PFS 最佳替代终点 RCB0 或 PCR 来衡量疗效；③应用贝叶斯方法基于新观察到的数据更新每个治疗方案的疗效分布；④将治疗方案成熟定义为：若治疗方案的后验分布能大概率带来一个成功的Ⅲ期临床试验，则终止该组，直接进入Ⅲ期临床试验研究；反之，当此方案试验人数达上限但仍不符合条件时，则淘汰该治疗方案；⑤任何时刻都可以向通过影像学和分子分析预测治疗反应的系列研究调查（I-SPY2）中加入新治疗方案。大家可以通过这个链接看到该实验的最新情况：https://www.ispytrials.org/i-spy-platform/i-spy2。

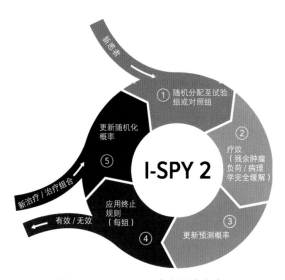

图 9-11　I-SPY2 试验设计方案

从设计之初截至 2023 年 11 月，该试验已经探索了 23 项治疗，其中 7 项已成熟进入Ⅲ期，6 项仍在进行中（图 9-12）。I-SPY2 的设计团体正在进行 I-SPY3 的主方案讨论，用来检验 I-SPY2 中成熟方案在真实世界中的效力。

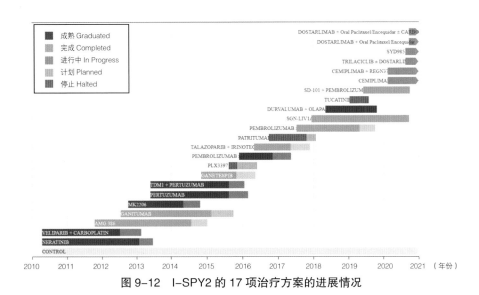

图 9-12　I-SPY2 的 17 项治疗方案的进展情况

另外一项重要的平台式试验实例是由美国癌症协会主办的 LUNG-MAP 试验，见 https://www.lung-map.org/patients。这是少数涉及Ⅱ期和Ⅲ期无缝试验的平台式设计。在这个试验中（图 9-13），非小细胞肺癌患者会依据他们的生物标志物分类被分配至亚组 ABCD 或者未定义组。Ⅱ期临床试验为单臂试验，以 ORR 为主要终点。若Ⅱ期临床试验能够证明 ORR 高于 15%，且预计的Ⅲ期临床试验可行（如入组能在三年内完成），则推至Ⅲ期临床试验，并且每个Ⅲ期临床试验内均设有对照组。值得注意的是，在 2014 年 FDA 基于 ORR 批准了纳武单抗（nivolumab）在晚期黑色素瘤上的适应证后，未定义组的治疗也转变为了纳武单抗及纳武单抗联合伊匹单抗（nivolumab+ipilimumab）等治疗。

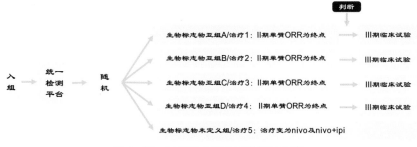

图 9-13　LUNG-MAP 试验设计方案

如果大家对其他的主方案感兴趣，可以查阅 Perrine Janiauda 等在 2019 年的汇总论文。作者基于在美国国立卫生院的临床试验网站^①和美国国立医学图书馆（PubMed）中的文献检索，总结了截至 2019 年，共 30 个篮式设计和 27 个伞式设计（包括平台式设计）方案。文中对所有方案进行了非常详细的试验细节总结。例如，除了 ALCHEMIST（NCT02194738），Lung-MAP（NCT02154490），FOCUS-4（2012—005111-12）以及 ADAPT（NCT01781338）4 个试验以外，其他试验的研究阶段都集中于 I/II 期临床试验；27 个伞式设计（包括平台式设计）方案中有 9 个利用了适应性随机化，其中的 3 个为基于应答的适应性随机化；最常用的主要终点为应答率，只有一个试验利用了生物标志物测量值。

写在最后

作为总结，我们可以看到主方案设计通常还需要注意以下几个点：

● 通力合作：例如，I-SPY 2 试验集合了医生、美国国家癌症中心、多个药品注册申报方、FDA 及 Quantum Leap 医疗合作组织的资助。

● 周密的统计计划：严格的基于统计学设计的优劣模拟检测，快速的主要终点数据核实与计算，考虑多重性检验调整的必要性。

● 严格的监管布置：如明确试验指导委员会、数据监察委员会，以及药品注册申报方之间的职责与分工界限。

● 针对市场变化的调整：特别在平台式设计试验中，在长期的执行过程中，对照组必会有变化，提前计划可以减弱变化带来的冲击。

参考文献

[1] CHUANG-STEIN C，ANDERSON K，GALLO P, et al. Sample Size Reestimation：A Review and Recommendations[J].Drug Information Journal, 2006, 40(4):475-484.DOI:10.1177/216847900604000413.

---

① 网址：https://clinicalTrials.gov。

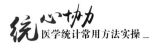

[2] U.S.Food and Drug Administration. Adaptive Design Clinical Trials for Drugs and Biologics Guidance for Industry[EB/OL]. [2023−10−26]. https://www.fda.gov/regulatory−information/search−fda−guidance−documents/adaptive−design−clinical−trials−drugs−and−biologics−guidance−industry.

[3] U.S.Food and Drug Administration. Master Protocols: Efficient Clinical Trial Design Strategies to Expedite Development of Oncology Drugs and Biologics Guidance for Industry[EB/OL]. [2023−10−26]. https://www.fda.gov/regulatory−information/search−fda−guidance−documents/master−protocols−efficient−clinical−trial−design−strategies−expedite−development−oncology−drugs−and.

[4] FREIDLIN B , KORN E L , GRAY R. Marker Sequential Test (MaST) design.[J].Clinical Trials, 2014, 11(1):19−27.DOI:10.1177/1740774513503739.

[5] LungMAP[EB/OL]. [2023−10−26]. https://lung−map.org/

[6] ROSENBERGER W F, HU F. Adaptive Randomization for Clinical Trials[J].Journal of Biopharmaceutical Statistics, 2012, 22(4):719−736.DOI:10.1080/10543406.2012.676535.

[7] WANG H , YEE D. I−SPY 2: a Neoadjuvant Adaptive Clinical Trial Designed to Improve Outcomes in High−Risk Breast Cancer[J].Current Breast Cancer Reports, 2019, 11(4).DOI:10.1007/s12609−019−00334−2.

[8] 国家药品监督管理局药品审评中心 . 药物临床试验适应性设计指导原则（试行)[EB/OL].(2021−01−29)[2023−10−25].https://www.cde.org.cn/zdyz/domesticinfopage?zdyzId CODE=4409e51a403a911757af6caf3ecef129.

 扫一扫
观看相关课程

Statistics
GSDS
BeiGene

本章撰稿人：廖珊妹

10.1 风险预测及诊断模型基本概念

10.1.1 定义

风险预测及诊断模型是用来研究患者的临床结局与患者特征（包括基线和基线后特征）的相关性的模型。

例如，最早的案例是在弗莱明翰心脏研究（Framingham heart study）中，使用多因素模型定量研究多个基线危险因素，预测患者未来心血管的发病概率；利用预测模型研究新发转移性鼻咽癌患者中能从根治性放疗中获益的程度；构建使用 PD-(L)1 抗体（单药或联合治疗）患者开始用药后 3 个月内肺、心脏或肝等器官相关的严重免疫相关不良事件（irAE）的预测模型等。

10.1.2 风险预测及诊断模型区分

预测模型主要用于生存变量的长期终点，多使用 Cox 比例风险模型和 C 值衡量区分度。诊断模型主要用于二元分类变量的短期终点，多使用多变量逻辑回归和受试者工作特征（receiver operating characteristic，ROC）衡量区分度。

10.2 案例：Wells 评分法在静脉血栓栓塞症中的应用进展

我们首先通过一个真实案例——Wells 评分法在静脉血栓栓塞症（venous

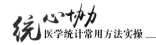

thrombosis embolism，VTE）中的应用进展来介绍模型建立的流程。

10.2.1 VTE 及其预测模型的背景介绍

VTE 包括深静脉血栓（deep venous thrombosis，DVT）和肺血栓栓塞症（pulmonary thrombosis embolism，PTE）。因 PTE 为肺栓塞（pulmonary embolism，PE）最常见类型，占 PE 的绝大多数，故通常所称 PE 即指 PTE。在西方国家 VTE 发病率约 1‰～2‰。VTE 患者漏诊、误诊后，可能发生猝死、慢性肺动脉高压等严重并发症，因此 VTE 的早期正确诊断至关重要。目前使用最广泛的临床预测方法是 Wells 评分法。Wells 评分法包括 Wells DVT 评分法和 Wells PE 评分法两部分。下文以 Wells DVT 评分法为例，对预测模型开发流程进行介绍。

10.2.2 Wells DVT 评分法的应用进展

Wells DVT 评分法的应用进展可分为 6 个阶段。

阶段 1：DVT 原始评分法

1995 年 Wells 等在文献资料及临床经验基础上，提出一种 DVT 临床预测方法。该方法考虑了 DVT 的症状体征、危险因素及患者可能的诊断 3 个方面因素，将疑似 DVT 患者的发生 DVT 可能性分为低、中、高 3 种。

阶段 2：前瞻性评估原始 DVT 评分法

在提出以上原始 DVT 评分法后，研究者开展了一项前瞻性试验评估该方法。在 529 名疑似 DVT 患者中，DVT 总发生率为 25.5%，其中低组患者 DVT 的发生率为 5%（95%CI：3%～8.5%）、中组患者 DVT 的发生率为 33%（95%CI：29%～41%）、高组患者 DVT 的发生率为 85%（95%CI：75%～92%）。该方法的预测精度良好，但是实施方法繁琐，不利于临床推广使用。

阶段 3：回顾性分析 / 简化 DVT 评分法——Wells DVT 评分法

为了简化和推广以上的原始 DVT 评分法，研究者进一步通过对评估原始

DVT 评分法的前瞻性试验进行了回顾性分析，并且简化了原始 DVT 评分法，将其命名为 Wells DVT 评分法。具体地，研究者对多种临床因素进行单因素分析，并挑选有统计学意义的临床因素进行多元逐步 Logistic 回归，得出 9 个与 DVT 相关的临床因素（表 10-1）。为了便于计算，四舍五入对阳性预测因素赋予分值 1 分，阴性预测因素为 -2 分。

表 10-1　与 DVT 相关的临床因素

Items 条目	Regression coefficients 回归系数	Points assigned 得分
Active cancer 恶性肿瘤	-	1
Immobilization 固定化	-	1
Recent surgery 近期手术	-	1
Tenderness 压痛	-	1
Entire leg swollen 全腿肿胀	-	1
Unilateral calf swelling > 3 cm 单 侧小腿肿胀 > 3 cm	-	1
Unilateral edema 单侧水肿	-	1
Collateral superficial veins 侧支浅静脉	-	1
Alternative diagnosis as likely or more likely 可能或尽可能的替代诊断	-	-2

运用 Wells DVT 评分法对该组患者进行回顾性评分，同原始 DVT 评分法比较，更新后的评分方法对于原始方法，在各个组均无统计学显著性差异：模型更新后，低风险组患者 DVT 的发生率为 6%（原始方法为 5%）、中风险组患者 DVT 的发生率为 28%（原始方法为 33%）、高风险组患者 DVT 的发生率为 75%（原始方法为 85%）。

该方法在不严重影响预测准确性的基础上，简化了评分方法，对临床推广产生了积极意义。

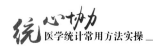

阶段 4：前瞻性衡量 Wells DVT 评分法

为了进一步评价以上的 Wells DVT 评分法的临床影响，研究者再一次开展了一项前瞻性试验。试验设计与主要结果如图 10-1 所示。进一步证明了基于 Wells DVT 评分法的诊断策略减少了对连续静脉造影检查的需求，降低了假阴性或假阳性超声的比率。

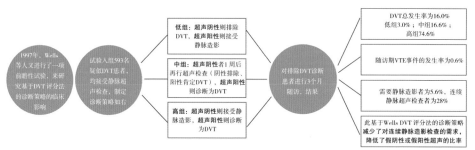

图 10-1　评估 Wells DVT 评分法临床影响的前瞻性试验

阶段 5：纳入 D-dimer 检测信息更新 Wells DVT 评分法

随着 D- 二聚体（D-dimer）研究和使用的广泛开展，2003 年 Wells 等将此加入 DVT 评分法并稍做修改：增加了一项评分标准——既往 DVT 病史，从而扩大了此评分法的使用范围。同时，将 DVT 临床可能性改分为两类：不太可能 vs. 很有可能。

阶段 6：前瞻性衡量纳入 D-dimer 检测信息的 Wells DVT 评分法

与之前的模型更新与验证类似，研究者进一步开展前瞻性研究衡量纳入 D-dimer 检测信息的 Wells DVT 评分法的临床影响以及相关诊断策略的比较研究。具体试验设计如图 10-2 所示。

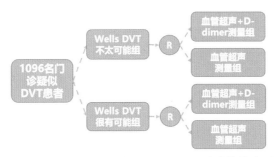

图 10-2　评估纳入 D-dimer 检测信息的 Wells DVT 评分法的临床影响的前瞻性试验

　　其中，D-dimer 组患者如果 Wells 评分＜ 2 分且 D-dimer 阴性则不进行超声检查，其余患者测 D-dimer 后均进行超声检查。

　　3 个月随访期内 VTE 事件发生率（排除 DVT 诊断的患者）D-dimer 组为 0.4%（95%CI：0.05% ～ 1.5%），对照组为 1.4%（95%CI：0.5% ～ 2.9%）。平均每例患者行超声检查次数 D-dimer 组为 0.78 次，对照组为 1.34 次。因此 Wells 评分法＜ 2 分且 D-dimer 为阴性患者可安全地排除 DVT 风险。

知识扩展

　　Goodacre 等对于采用临床特征、Wells 评分法及临床经验进行 DVT 诊断的研究进行了荟萃分析。Wells 评分法比任何单一临床特征都有更好的预测价值；医生的临床经验评估同 Wells 评分法有相似的预测价值。

　　Wells 等系统分析了 14 项前瞻性评价 Wells 评分法在 DVT 诊断中作用的研究，认为对于评分为低可能性的疑似 DVT 患者，D-dimer 可安全排除 DVT 风险。

　　Oudega 等在基层医疗单位使用 Wells 评分法，发现低、中、高组患者 DVT 发生率效果明显低于其他的报告。Stevens 认为这种情况可能与基层医生缺乏足够的专业训练有关。

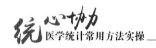

10.3 模型建立流程

模型建立流程可分为 4 个步骤，即开发、外部验证、模型的更新和调整，以及影响评估。

10.3.1 开发

10.3.1.1 模型设计要点

在开发阶段，要注意的设计要点包括数据来源、预测变量、临床终点、样本量、缺失值。

理想情况下，开发新预测模型所需的数据一般来自前瞻性研究（如 1995 年 DVT 原始评分法的开发），且研究人群与模型的目标人群大致相同。回顾性设计容易因数据不完整导致预测模型偏差。

关于预测变量，在已知或假定与结局相关的变量中，与患者相关的变量（即性别、年龄、合并症、疾病严重程度、测试结果）均可作为预测变量进行研究。与只考虑因果关系变量的病因研究不同，在预测模型开发过程中，非因果变量也可能有高度预测能力。例如，Wells PE 评分法的预测因素之一是心动过速，虽然心动过速与 PE 之间没有因果关系，但预测能力相当大。对于难以测量或具有高变异性的预测变量，它们不适合被包含在预测模型中。例如，Wells PE 评分法中经验水平不同的医生对于"其他诊断"这样的主观变量会给出不同的评分。对于连续预测变量，应该尽可能以连续变量的模式进入模型，不要作为分类变量，否则会造成巨大的信息损失。预测变量的选择不应基于单变量分析中预测变量结果关联的统计显著性，应当依据全模型，并采用特征缩减（Shrinkage）模型（如 lasso 模型）拟合，特别是当样本量相对于预测变量较小时。

对于模型的建立，研究者需要充分预先选择预测变量，因此这也需要充足的背景知识。常见的模型建立可以分为全模型方法和变量选择方法。其中全模型方法能有效避开由于数据偶然性而导致的不当预测变量选择。在多变量分析中使用预测变量选择的方法，是通过向后消除"冗余"预测变量或向前选择"有希望的"预测变量的方法进行模型选择。常见的变量选择指标可基于赤池信息量准则（akaike information criterion，AIC）或似然比检验（likelihood ratio test）。向后选择通常优先于前向选择，并且在基于假设检验选择变量时，推荐使用较宽松的拒绝标准（如 p 值 < 0.25）。

关于临床终点，必须反映临床意义和患者相关健康状况，例如，死亡与否，或是否发生 PE。同时我们需要明确地和全面预先地确定定义结局，以限制产生偏倚的可能性。例如，终点是否有标准化（盲态或独立）的结果评估，是否有明确的随访时间等。

关于样本量，可以应用所谓的"EPV 1:10"准则。这是一个经验法则，即每 10 个结果事件中应包含 1 个候选预测变量，以确保可靠的预测建模。同时需要注意限制候选预测变量数量，例如，我们可以将多个相关变量合并到一个预测变量中，或删除与其他预测变量高度相关的候选预测变量等。

关于缺失数据，我们可以使用常见的多重填补法等技术对缺失数据进行填补。但是对于缺失比例很高的变量，不建议纳入模型。某些难以收集并且缺失比例高的变量，即使在研究环境中强制收集，但若在实操层面难以获取，模型的应用程度也会受影响。

10.3.1.2　模型的选择与衡量

模型开发阶段另一重要考量因素是模型的衡量标准，通常使用区分度和校准度两个指标分别从两个角度进行模型衡量。

（1）区分度

由于对应的终点不同，区分度指标在诊断模型和预测模型中的定义略有差异。在诊断模型中，我们使用 ROC 曲线下面积（area under curve，AUC）；在预测模型中，我们使用生存模型中等效的 C 指数（concordance index，C-index）。

两者的含义有所差异：AUC 代表在两名患者中，有事件患者的预测概率高于没有事件患者的预测概率的概率；而 C 指数是指在两名患者中，事件发生晚的患者的预测概率高于事件发生早的患者的预测概率的概率。

在数值的解读上，两者类似："AUC 或 C 指数 = 0.5"表示没有区分能力；"AUC 或 C 指数 = 1.0"表示完美区分能力。

AUC 是通过计算 ROC 的曲线下面积得到的。ROC 曲线则可以通过预测模型敏感性与特异性的对应关系产生。敏感性与特异性均由以下四格表计算产生（图 10-3）。其中，真阳性率（true positive rate，TPR），即敏感性（sensitivity），

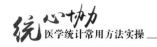

是当事件存在时，测试结果为阳性的概率 $a/(a+b)$；真阴性率（true negative rate，TNR），即特异性（specificity）是当事件不存在时，测试结果为阴性的概率 $d/(c+d)$。

测试	疾病				
	出现	n	未出现	n	总体
阳性	（TP）真阳性	a	（FP）假阳性	c	$a+c$
阴性	（FN）假阴性	b	（TN）真阴性	d	$b+d$
总体		$a+b$		$c+d$	

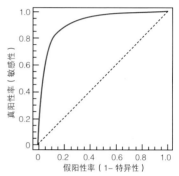

ROC 曲线的 x 轴表示假阳性，即 1− 特异性，y 轴表述真阳性，即敏感性。

图 10-3　四格表及 ROC 曲线

（2）校准度

模型校准度代表一个模型提供校准的潜力。例如，针对诊断模型，X 轴为模型预测的事件发生概率，Y 轴为实际事件概率。如果线的斜率等于 1（对角线），反映了模型具有完美校准能力（图 10-4）。另外还可采用的统计检验有：Hosmer and Lemeshow 检验，对模型校准度进行统计推断。

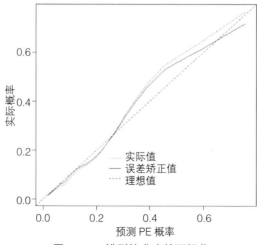

图 10-4　模型校准度的可视化

但需要注意的是，校准度的概念本身无法判断模型是否过度拟合，过度拟合的问题可以用带有特征缩减（shrinkage）模型平衡。

（3）区分度与校准度的对比

在诊断模型中，区分度用来检验逻辑回归模型是否为合适的拟合模型，以及如果 ROC 太低，是否应该选取其他的模型，如机器学习法内的模型。而校准度是在假定逻辑回归是合理模型的情况下，衡量所纳入的变量的解释力度是否足够。在预测模型中，区分度用来检验 Cox 回归模型是否为合适的拟合模型，而校准度是假定 Cox 回归是合理的模型，对所纳入的变量的解释力度是否足够进行衡量。

10.3.1.3　内部验证

最简单的方法是随机将数据集拆分为开发集和验证集，并比较两个模型的性能。因开发集仅为原始数据集的一部分（如原始数据随机抽取 2/3 量），且与验证集（如原始数据剩余的 1/3 量）没有什么本质不同，故此方法缺乏效率，降低了模型开发的能力。

避免浪费开发数据的更高级方法是使用 Bootstrap 法，该过程的目的是模拟源总体的随机采样。采样过程采取有放回的随机抽取，组成样本和原研究大小样本量相同的多个模拟数据集。在每个模拟数据集中，将执行模型开发的所有步骤，并且可能生成不同的模型。然后，这些模型将应用于原始数据集，继而产生基于 Bootstrap 法的模型估计。Bootstrap 法的实施过程如图 10-5 所示。

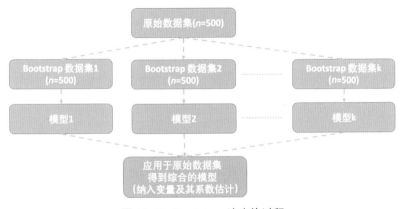

图 10-5　Bootstrap 法实施过程

10.3.2 外部验证

预测模型在开发数据集中显示的良好的性能并不能保证其在其他类似数据集中也保持良好可接受性能。类似数据集包括：不同的研究人员，不同的研究所，不同国家，甚至不同的临床设置或诊疗方案。这时需要独立验证或称外部验证。一般外部验证可分为时态验证、地理验证及域验证。时态验证根据参与者加入时间的先后拆分数据集；地理验证根据参与者的地域不同拆分数据集；域验证则是在完全不同的临床设置或诊疗方案上进行验证，例如，在成人中开发的预测模型在儿童中验证。

在进行外部验证时，需要回答的核心问题是如果将模型应用于另一个群体，模型结果（如假阳性和假阴性）是否仍然可以被接受，而不是在原始模型建立时追求的模型的最佳拟合。例如，AMUSE-2 研究旨在验证 Wells PE 规则在主要保健（primary care）环境中的使用效果。依据 Wells PE 评分法和 D-dimer 测试结果归类为低风险患者的假阳性和假阴性比例均较低，效果可接受（均优于二级护理内允许的比率），同时该低风险群体中发生 PE 病例的比例较低。通过比较效率和安全性，未考虑进一步更新模型。

10.3.3 模型的更新与调整

通常在新数据集中，预测模型的性能会低于开发模型时使用的数据集，但不意味着应避免进一步使用该模型。对于同一个临床问题和目标人群经常有多个预测模型被开发，而不是首先验证那些现有模型或根据新情况调整现有模型。例如，除了 Wells 的 VTE 和 PE 评分法以外，还有用于 PE 患者短期死亡风险的肺栓塞严重度指数（pulmonary embolism severity index，PESI），以及由 Oudega 或 Aujesky 开发的其他 DVT 和 PE 的诊断模型。如果在新数据集中模型性能较差，可依据新数据集更新原模型，方法包括基线风险调整、预测变量权重的调整、预测变量权重的重新估计、预测变量的添加或删除等。另外，更新的预测模型最好也经过外部验证。

当新指标（如新生物标志物）以延伸或补充的方式加入原有模型后，由于 ROC 曲线 AUC 或 C 指数对检测模型性能中微小的改进不敏感（特别是当原模型的 AUC 已经很大时），因此，建议采取其他措施来评估其附加值。

10.3.3.1　重分类改善指标

重分类改善指标（net reclassification improvement，NRI）代表新模型相比于原模型，会对类似于真实发生事件的患者类型给出更高的发生事件概率。

在实际应用中，根据所选的先验阈值，若患者被归类为发生 PE 事件高风险类型，将被转诊接受进一步诊断测试（如螺旋 CT 扫描）。

以阈值等于 25% 的新模型为例，73 名有 PE 事件的患者中，17 名（23%）患者从原模型的低风险转换到新模型的高风险（更优的拟合），1 名（1%）患者从原模型的高风险转换到新模型的低风险（更差的拟合），即 NRI = 23% – 1% = 0.22。

525 名没有 PE 事件的患者中，47 名（9%）患者从原模型的低风险转换到新模型的高风险（更差的拟合），13 名（2%）患者从原模型的高风险转换到新模型的低风险（更优的拟合），即 NRI = 9% – 2% = 0.07。

因此，总 NRI = 0.22 – 0.07 = 0.15（95%CI：0.04 ～ 0.27）（表 10-2）。

表 10-2　利用分类表展示增加 D-dimer 检验前后的模型的预测能力

	纳入 D-dimer 检验的新模型		
	≤ 25%	> 25%	总计
有 PE 事件（n = 73）			
原模型			
≤ 25%	22	17	39
> 25%	1	33	34
总计	23	50	73
无 PE 事件（n = 525）			
原模型			
≤ 25%	445	47	492
> 25%	13	20	33
总计	458	67	525

10.3.3.2　综合判别改善指数

NRI 方法非常依赖于分类的阈值，为了改进这一问题，另一种选择是计算综合判别改善指数（integrated discrimination improvement，IDI）。IDI 通过对所有可能的分类阈值进行新的测试来考虑程度恶化。如上例，总 NRI 为 0.15（95%CI：0.04 ~ 0.27），总 IDI 为 0.09（95%CI：0.08 ~ 0.11），总 IDI 因考虑了所有可能的分类阈值，数值上的提升就不及 NRI 显著。

10.3.4 模型影响评估

建立预测模型要考虑的终极问题是它在多大程度上有助于（改变）患者和医生的行为和（自我）管理？归根结底，它对健康结果和护理的成本效益有什么影响？虽然这最后一环节对改善医疗保健现状很重要，但审查表明，这种围绕成本效益和影响展开的预测模型研究甚至比外部验证研究的频率更低。与验证研究的最大区别在于，影响研究需要对照组，有必要使用标准护理或预测模型指导护理来比较两种方式对临床决策和患者健康结局的影响，例如，前述对于加入 D-dimer 指标的 Wells DVT 评分法诊断策略比较研究。

在设计前瞻性试验研究模型的影响时，其设计可能与 RCT 的设计有所区别。普通 RCT 设计的主要缺点是预测模型指导管理臂与常规护理臂之间由于临床操作不同，无法设盲，治疗医生存在对于预测模型的潜在学习曲线等，这些原因均会导致模型的真实影响难以被衡量。此时我们可以引入阶梯楔形设计（图 10-6），所有集群（如以医院为单位）最终都会从常规的护理转向模型干预的护理，但具体过渡时刻的先后被随机分配，此设计提高了统计效率。此外，在试验初期若发现模型干预实施有潜在问题，可以尽早作出调整。

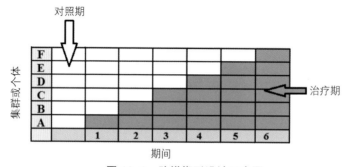

图 10-6 阶梯楔形设计示意图

参考文献

[1] EICHINGER S, HEINZE G, JANDECK L M, et al. Risk assessment of recurrence in patients with unprovoked deep vein thrombosis or pulmonary embolism: the Vienna prediction model[J]. Circulation, 2010, 121(14): 1630–1636.

[2] HENDRIKSEN J M, GEERSING G–J, MOONS K G, et al. Diagnostic and prognostic prediction models[J]. Journal of Thrombosis and Haemostasis, 2013, 11: 129–141.

[3] KEARON C, IORIO A, PALARETI G. Risk of recurrent venous thromboembolism after stopping treatment in cohort studies: recommendation for acceptable rates and standardized reporting[J]. Journal of Thrombosis and Haemostasis, 2010, 8(10): 2313–2315.

[4] RODGER M A, KAHN S R, WELLS P S, et al. Identifying unprovoked thromboembolism patients at low risk for recurrence who can discontinue anticoagulant therapy[J]. Cmaj, 2008, 179(5): 417–426.

[5] STEYERBERG E W, EIJKEMANS M J, HARRELL JR F E, et al. Prognostic modelling with logistic regression analysis: a comparison of selection and estimation methods in small data sets[J]. Stat Med, 2000, 19(8): 1059–1079.

[6] TOSETTO A, IORIO A, MARCUCCI M, et al. Predicting disease recurrence in patients with previous unprovoked venous thromboembolism: a proposed prediction score (DASH)[J]. Journal of Thrombosis and Haemostasis, 2012, 10(6): 1019–1025.

[7] WELLS P S, ANDERSON D R, RODGER M, et al. Derivation of a simple clinical model to categorize patients probability of pulmonary embolism: increasing the models utility with the SimpliRED D–dimer[J]. Thrombosis and haemostasis, 2000, 83(3): 416–420.

[8] WELLS P S, ANDERSON D R, BORMANIS J, et al. Value of assessment of pretest probability of deep–vein thrombosis in clinical management[J]. The Lancet, 1997, 350(9094): 1795–1798.

[9] 高宝安, 陈世雄, 杨俊. Wells 评分法在静脉血栓栓塞症中的应用进展 [J]. 中国老年学杂志 ,2009,29(19).

Statistics
GSDS
BeiGene

本章撰稿人：徐圣

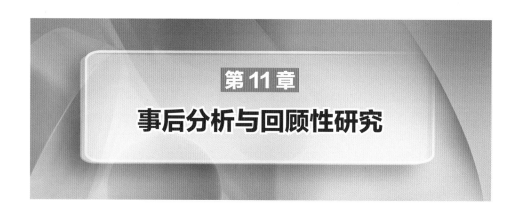

第11章
事后分析与回顾性研究

11.1 事后分析

事后分析是指在临床研究方案中没有预先计划的，在临床研究完成之后进行的"额外"分析。

在进行事后分析时，临床研究已经结束，所有受试者的数据已经收集完毕。相较于临床研究方案中在研究开始前预先计划的分析方案，事后分析是看到受试者数据后以数据驱动的分析，根据已经收集的数据提出研究假设，通过统计分析来回答临床研究方案之外的问题。

在药物研发中，常基于药物临床试验收集的数据进行事后分析以回答药物监管部门提出的问题，包括对药物的有效性和安全性数据进行进一步的分析，在国际多中心临床试验中对药物疗效在不同区域患者群中异质性的评估等。基于事后分析的结果可以提出新的研究假设，用于设计新的试验，回答新的研究问题；比如，基于二期试验数据的事后亚组分析，可以为后面的三期试验设计中患者的选择和药物治疗效应参数提供有力的依据。在获得药物上市许可后，事后分析可以为药物的市场准入和市场推广提供临床试验报告之外的关于药物有效性和安全性的证据信息，包括和竞品的间接比较。

在以回答临床实践中的问题为目的的临床研究中，对已收集的数据进行二次分析，以回答额外的临床问题，也属于事后分析的范畴。

类似于临床研究方案中包含的预先计划的统计分析，事后分析也需要完整严谨的分析计划，包括事后分析的目的，通过事后分析要回答的研究问题，分析中需要用到哪些数据，以及采用的统计分析方法等。

11.1.1 事后分析的类型

常用的事后分析包括支持药物研发的事后亚组分析、荟萃分析、汇总分析等。

事后亚组分析：根据临床研究中受试者的特点（一般用基线特征）进行分组，探索药物在不同亚组中的疗效和安全性是否有差异，或者亚组人群与总体人群的治疗效应是否一致。

荟萃分析：将同一个结局变量在多个研究中的估计值通过统计学方法进行整合以得到结局变量的综合估值的分析方法。具体内容可参见关于荟萃分析的章节。

汇总分析：将多个研究中受试者的个体数据汇总到一起，基于研究问题，对结局变量进行分析。在文献中也被称为基于个体数据的荟萃分析，以区别于常说的基于研究层面的结局变量的估计值所作的荟萃分析。

如前所述，对已收集的临床研究数据进行二次分析也是一种事后分析，下面以一个实例来看看如何充分利用临床研究收集的数据来回答临床实践中遇到的问题。

11.1.2 基于临床研究数据的二次分析实例 —— PRIDE 研究

PRIDE（*ProBNP Investigation of Dyspnea in the Emergency Department*）研究的主要目的是探讨在因呼吸困难而就诊于急诊科的患者中，使用 N 末端 B 型利钠肽前体（NT-proBNP）诊断急性充血性心力衰竭（congestive heart failure，CHF）的临床价值。该研究在 2003 年 5—9 月入组了 600 例满足入排条件的患者，这些入组的患者需抽取 5mL 静脉血用于检测 NT-proBNP 指标，按照急诊的标准流程接受诊断和治疗并完成 60 天的随访，心力衰竭水平由接诊医生在不知晓 NT-proBNP 结果的情况下根据就诊时标准临床评估和检验结果进行评估（评估标准是 0 ～ 100，0 为没有，100 为心力衰竭）。一例患者在随访期撤回了知情同意，最终有 599 例患者纳入研究分析，其中 209 例为急性 CHF 患者，390 例为非急性 CHF 患者（包括 150 例慢阻肺或哮喘、64 例肺炎、31 例急性冠状动脉综合征、19 例肺栓塞、10 例急性支气管炎、116 例其他类型患者）。主要的研究结果在 2005 年发表[①]，逻辑回归和 ROC 曲线等分析结果表明 NT–proBNP 对急性 CHF 具有极高的诊断价值。

在主要的分析结果发表之后，研究团队利用收集的 599 例患者的临床和检测数据进行了一系列分析，以下为其中一些"额外"分析。

（1）呼吸困难患者的症状和体征千变万化，NT–proBNP 本身受很多因素影响，这些因素是否会影响 NT–proBNP 诊断心力衰竭的能力？比如：

① NT–proBNP 与身体质量指数（body mass index，BMI）：基于 204 例心力衰竭患者的分析发现两者之间负相关，BMI 每增加一个单位，NT–proBNP 水平下降 3%。

② NT–proBNP 与糖尿病：PRIDE 研究中患有糖尿病的呼吸困难患者中的亚组分析结果表明糖尿病对 NT–proBNP 诊断心力衰竭能力的影响不是很显著。

③ NT–proBNP 与房颤：房颤与 NT–proBNP 升高独立相关。

④ NT–proBNP 与左心室射血分数（left ventricular ejection fraction，LVEF）：基于 153 例有 LVEF 结果的患者数据分析，不论在收缩期心力衰竭患者（LVEF < 50%)，还是非收缩期心力衰竭患者（LVEF > 50%) 中，NT–proBNP 的水平随着 NYHA 分期的增高而显著增高。

（2）建立心力衰竭诊断预测模型和评分系统。

（3）建立基于生物标志物的预后评估模型。

（4）利用留下的血清样本开展新型心血管疾病标志物（如 MR–proANP、可溶性 ST2、galectin–3）临床价值的研究。

（5）利用已收集的病历资料对传统的实验室指标进行研究（如 D- 二聚体与肺栓塞的关系，RDW 与心力衰竭患者预后的关系）。

11.1.3 药物临床试验中的事后分析实例

某药企在中国患者中进行了一项药物 A 相对于安慰剂的 RCT 研究，试验数据分析结果显示药物 A 相对于安慰剂在总体人群的治疗效应为 –0.29，

---

① 网址：https://doi.org/10.1016/j.amjcard.2004.12.032。

没有达到统计学显著（置信区间上限比 0 略大），处于有无临床疗效的边界（图 11-1 中）。研究团队为进一步探索这一结果出现的原因以及药物 A 是否在某类患者亚组中会有更好的疗效，将患者根据基线时疾病的严重程度定义为中度和重度患者，并提出了 2 个问题：药物 A 在中国重度人群中的治疗效果是否优于安慰剂；药物 A 在中国重度人群中的获益是否优于中度人群。

　　研究团队将 10 项关于药物 A 相对于安慰剂的 RCT 研究（除了在中国进行的 RCT 之外，该药企还在亚太地区和欧美地区开展了多项 RCT 研究）进行了汇总分析，结果显示药物 A 在重度患者中的疗效优于在总体人群（中度和重度）的疗效（图 11-1 左），并且中国 RCT 试验（图 11-1 中）和亚太地区 RCT 试验（图 11-1 右）的亚组分析也显示了这一趋势，这表明药物 A 在不同程度患者中的疗效是有区别的。

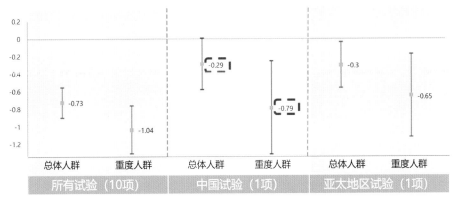

图 11-1　药物 A 相对于安慰剂的 RCT 研究的汇总分析

11.1.3.1　药物 A 在中国重度人群中的治疗效果是否优于安慰剂

　　为了回答这个问题，采用了 2 种统计方法，传统的假设检验法和基于贝叶斯统计的方法。

　　（1）假设检验法

　　在中国 RCT 试验的总体人群中观察到的药物 A 相对于安慰剂的治疗差异为 -0.29，相近于没有临床差异，在重度患者中观察到的治疗差异为 -0.79（图 11-2）。

假若在重度患者中药物 A 与安慰剂的真实治疗差异和总体人群一样为 –0.29，那么观察到 –0.79 治疗差异的概率只有 14%，这么低的概率说明假设不成立，重度人群中药物 A 相对于安慰剂的真实差异大概率大于总体人群中无显著差异的 –0.29。

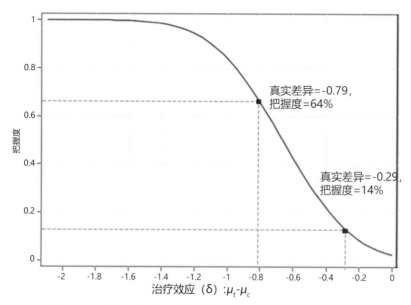

图 11–2　药物 A 相对于安慰剂的治疗效应与假设检验把握度

（2）贝叶斯法

贝叶斯方法不基于任何假设，而是直接利用数据计算。

在没有有关重度人群中的真实治疗差异的假设的情况下，基于观察到的数据，根据后验概率，药物 A 与安慰剂之间的治疗差异 < –0.5 的概率为 80%，< 0 的概率为 99%（图 11–3）。

在药物 A 与安慰剂之间治疗差异使用无信息先验分布的情况下真实差异为任一值的概率相同。

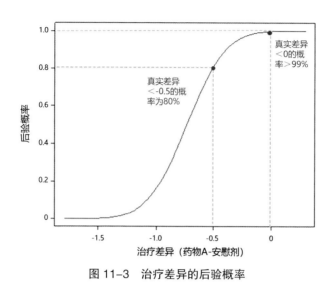

图 11–3　治疗差异的后验概率

11.1.3.2　药物 A 在中国重度人群中的治疗效果是否优于中度人群

（1）协方差分析法

将治疗组、研究中心、人群（重度或中度）及治疗组和人群的相互作用项包含在协方差分析（analysis of covariance，ANCOVA）模型中，基于中国 RCT试验数据，协方差分析中治疗组和人群相互作用项的 p 值为 0.018，这一小概率表明药物 A 在重度人群中的获益不同于中度人群。

（2）拔靴法

拔靴法（Bootstrapping）是一种基于有放回的重复抽样，以扩大样本量进行统计推断的非参数方法；它基于统计假设，但无须对分布特性做严格的假定。

在"药物 A 相对于安慰剂的治疗效应在中度和重度人群中无差异"的原假设下，基于试验收集的数据进行拔靴法分析（图 11–4），通过 10000 次有放回的重复抽样，构建重度人群与中度人群治疗效应差值的标准化采样分布（图 11–5）。（注意：原假设是中度和重度患者中无治疗效应差异，所以将中度和重度患者混合后进行抽样。）

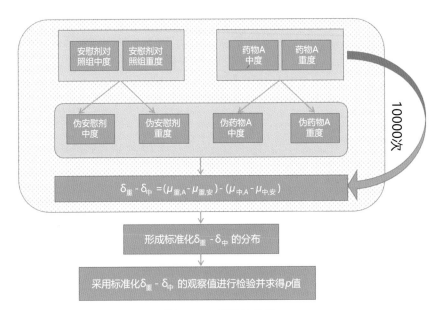

图 11-4　拔靴法分析

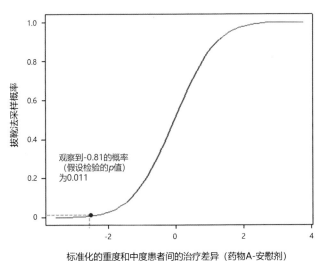

图 11-5　重度和中度人群之间治疗差异的拔靴法采样分布

在中国 RCT 试验中，药物 A 相对于安慰剂在重度患者和中度患者中的治疗效应分别为 –0.79 和 0.02，两个人群中观察到的治疗差异为 –0.81（即 –

0.79–0.02），对应的标准化值为 –2.37。基于拔靴法生成的标准化采样分布，得到在"药物 A 相对于安慰剂的治疗效应在中度和重度人群中无差异"的原假设下，观察到 –0.81 的治疗差异的概率为 0.011，这是一个小概率事件，所以原假设不成立，从而得出结论，药物 A 在中国重度人群中的治疗效果优于中度人群。

事后分析不是预设的，且研究假设是在观察完数据的特征后提出的，所以事后分析的本质是探索性的分析，其结论的解读应视为体现某种趋势。事后分析所依据的原始研究的设计要严谨，数据的收集要尽可能完整，以便事后分析也有较好的数据质量和较大的样本量可以使用。

11.2 回顾性研究

事后分析是在临床研究结束后，基于已经收集的数据进行的额外分析；而回顾性研究作为临床研究的一种类型，回顾性地收集已经存在的患者数据并进行统计分析推断，回答研究提出的问题。回顾性研究属于观察性研究，下面先介绍一下观察性研究。

11.2.1 观察性研究及其分类

一般根据是否有人为干预将临床研究分为有干预的实验性研究和无干预的观察性研究。观察性研究是在不对研究对象施加任何干预措施的情况下，通过观察或访问的方法，客观地记录被研究对象的状况，用于描述疾病或健康状况在人群中的分布，并探索暴露和疾病时间关系的研究方法，亦称为非实验性研究或非干预性研究。

根据有无统计推断，观察性研究可以分为描述性研究（如描述人群中疾病的分布以及健康相关的特征）和分析性研究（如评估相关性以做出因果效应的推断）；依据数据收集的时间方向，观察性研究可以分为前瞻性研究和回顾性研究；在研究设计方法上，观察性研究可以分为队列研究、病例对照研究和横断面研究。不同的分类方式可以组合，如前瞻性队列研究、回顾性队列研究；也可以有交叉，如病例对照研究通常为回顾性研究，横断面研究通常为描述性研究。

11.2.2 回顾性队列研究

队列研究常指队列对照研究，即将研究人群按是否暴露于某种风险因素或暴露程度分为不同的亚组，追踪其各自的结局，比较不同亚组之间结局的差异，从而推断风险因素与结局之间有无因果关联以及关联的大小；如图 11-6 所示，队列研究包括前瞻性队列研究、回顾性队列研究（又称历史性队列研究）和双向性队列研究。

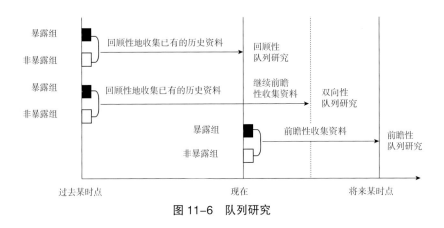

图 11-6　队列研究

回顾性队列研究根据研究开始时研究者掌握的有关研究对象在过去某个时刻的暴露情况的历史资料将研究对象分为暴露组和非暴露组，通过回顾性地收集已经存在的数据（包括结局），探索结局与暴露之间的关系。前瞻性队列研究需要对研究对象进行随访以便前瞻性地收集数据，而回顾性队列研究中没有随访，因而回顾性研究可以在短期内完成数据的收集和分析，省时、省力、出结果快，但是回顾性队列研究完全依靠已经存在的数据，所以需要足够完整可靠的有关研究对象暴露和结局的历史纪录和档案材料，然而经常会有混杂因素的数据资料记录不全等情况，影响到暴露和结局之间因果关系的推断。

11.2.3 病例对照研究

病例对照研究属于回顾性研究，它是在疾病发生之后去追溯假定的病因因素，由果及因的回顾性研究。在病例对照研究中选择具有所研究疾病或临床事件的研究对象作为病例组，选择没有此病或临床事件的研究对象作为对照组，比较两组研究对象暴露率的差异（图 11-7），推断所研究疾病或临床事件与暴露的关系。

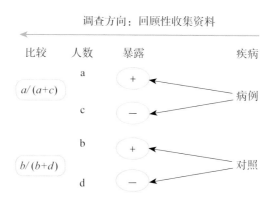

图 11-7　病例对照研究

在病例对照研究中研究对象的结局是已知的，而暴露因素可以通过回顾性收集研究对象的历史资料获得，所以通过病例对照研究可以分析多个暴露因素与结局的关系，用来生成关于新发疾病原因的假设。病例对照研究所需的样本量少，可以在较短的时间内以较低的花费得出结果，比较适合于病因复杂、发病率低、潜伏期长的疾病的病因研究，如罕见病的研究。

和队列研究由因到果的顺序不同，病例对照研究是由果到因的顺序，因而无法通过病例对照研究估计疾病发病率。另外，病例对照研究中，暴露因素是通过回顾性收集的，会存在回忆偏倚；混杂因素也会引起偏倚，需要选择适当的对照来降低混杂因素的影响。

病例对照研究包含病例组与对照组没有匹配的成组病例对照研究，和病例组与对照组在某些因素或特征上保持一致的配对病例对照研究。配对病例对照研究的目的是控制混杂因素，降低样本间的异质性，排除混杂因素对两组间比较的偏倚影响。

配对病例对照研究中病例组和对照组的配对可以采用频率匹配或个体匹配。频率匹配也称为成组匹配，匹配的目的是使得对照组中匹配因素所占的比例与病例组保持一致。比如，病例组和对照组在性别和年龄上要匹配，病例组男性患者占 60%，大于 65 岁的患者占 30%，那么在选择对照组的研究对象时，要使得对照组中男性和大于 65 岁患者的占比与病例组一样，分别为 60% 和 30%。

个体匹配以研究对象个体为单位进行匹配，可以 1：1 匹配，也可以 1：N 匹配。在 1：1 匹配的情况下，为病例组中的每一位患者，在未患病人群中选择一位在某些特征因素上与之匹配的研究对象包含到对照组，病例组和对照组的样本量是相等的；在 1：N 匹配的情况下，为病例组中的每一位患者，在未患病人群中选择 N 位在某些特征因素上与之匹配的研究对象包含到对照组，对照组的样本量是病例组的 N 倍。

11.2.4 回顾性研究中的数据分析

回顾性研究中的数据分析和其他临床研究中的数据分析类似，根据研究结局变量的类型，选择合适的统计分析方法。表 11-1 中根据常见的结局变量类型总结了一些常用的统计分析方法。

表 11-1 常用统计分析方法

结局变量类型	描述性统计分析	推断性统计分析		
		参数估计	统计检验	回归分析
连续变量	集中趋势：均值，中位数 离散度：标准差，值域，四分数间距	均值差（mean difference）	参数检验：t 检验（t-test），配对 t 检验（paired t-test），方差分析（ANOVA）等；非参数检验：例秩和检验（rank sum test），符号秩检验（signed rank test），Kruskal–Wallis 检验（Kruskal–Wallis test）等	线性回归模型
分类变量	频率 比例/百分比/比率/风险	率差（rate difference），率比（rate ratio），优势比（odds ratio）	卡方检验（Chi-square test），Fisher 精确检验（Fisher's exact test），分层卡方检验（CMH test），配对卡方检验（McNemar test）等	逻辑回归模型，泊松回归模型
生存变量	中位生存时间 生存率	风险比（hazard ratio）	对数秩检验（log-rank test）	Cox 比例风险模型

需要特别指出的是，在回顾性研究设计中，如果有病例配对，比如病例对照研究，在做数据分析时，应当使用适用于匹配病例的分析方法，比如，对于二分类变量，采用 McNemar 检验；对于连续变量，采用配对 t 检验，在回归分析中要采用能够处理匹配病例之间相关性的回归模型，如广义方程模型或混合效应模型。

另外，回顾性研究是一种观察性研究，不同队列或治疗组间基线特征差异会给统计推断带来偏倚，常用的观察性研究中处理偏倚的方法，可以应用于回顾性研究的数据分析，如多变量回归分析、基线变量的匹配、倾向性评分方法等。

参考文献

[1]　DAVISON A C, HINKLEY D V. Bootstrap methods and their application[M]. Cambridge: Cambridge university press, 1997.

[2]　JANUZZI JR J L, CAMARGO C A, ANWARUDDIN S, et al. The N-terminal Pro-BNP investigation of dyspnea in the emergency department (PRIDE) study[J]. The American journal of cardiology, 2005, 95(8): 948-954.

[3]　Statistics How To. Post Hoc Definition and Types of Tests[EB/OL]. [2023-10-25]. https://www.statisticshowto.com/probability-and-statistics/%20statistics-definitions/post-hoc/.

[4]　THIESE M S. Observational and interventional study design types; an overview[J]. Biochemia medica, 2014, 24(2): 199-210.

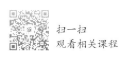
扫一扫
观看相关课程

Statistics
GSDS
BeiGene

本章撰稿人：王瑜

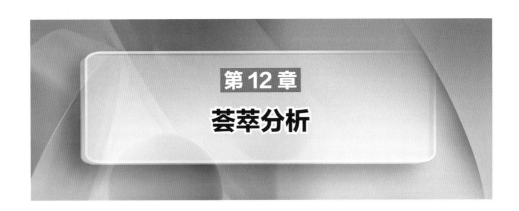

第12章
荟萃分析

荟萃分析是指利用统计工具或者方法整合多个研究结果，以回答一个假设问题的过程。不同于传统的临床研究，荟萃分析不需要重新收集临床患者的信息，而是根据已发表的研究结果进行汇总分析。因此，在进行荟萃分析时，一定会进行文献检索和综述，但是荟萃分析不等同于单纯的文献检索和综述。一方面，文献检索和综述不一定包含荟萃分析中的定量分析，而仅包含一些定性的分析，如用描述的方法，对单个原始研究的结果进行综合总结；另一方面，荟萃分析不一定包括所有检索出来的文献。

12.1 荟萃分析流程

荟萃分析的主要步骤包括：①选题与立题，即明确简洁地提出需要解决的问题，制定研究计划；②制定合理的检索策略，全面系统地检索文献；③确定纳入和排除标准，剔除不符合要求的文献；④进行资料的选择和提取；⑤对各研究的质量进行评估和特征描述；⑥利用统计学方法，对研究数据进行汇总分析；⑦结果解读、作出结论及评价；⑧维护和更新资料，撰写文章。

在进行选题和立题时，应选择具有一定意义，效应指标明确，原始文献数量较多的题材。需要考虑该题材是否具备重要性，选题不当容易导致研究缺乏价值、研究困难或无法完成；其次，需要考虑研究的问题目前是否存在争议性，如是否已经有权威的机构对相似的问题有了结论，如果有一些大样本、多中心临床研究已经得到明确的结论，则没有必要做荟萃分析；此外，需要考虑问题是否有一定的创新性，如需要考虑这个研究方向国内外是否还没有人做过，或前面的研究质量不高，或前面的荟萃分析是很久之前做过的。

在确定合适的选题和立题后，需要进行资料收集，即文献检索。可以利用多种途径广泛收集资料，如通过电子资源数据库 PubMed、MEDLINE、EMbase、Cochrane、CBM（中国生物医学文献数据库）、CNKI（中国知网）、万方数据库等，搜索已发表的相关文献，也可以在临床试验注册登记系统[①]搜索相关的临床试验。在文献检索中，要选择使用合适的关键词，关键词的选择会直接影响文献检索的准确性和敏感性。关键词需要根据研究问题本身来确定，同时，对于每一个关键词应尽量包含所有可能的表述形式，以保证使用不同语言或者表达习惯的文献都可以被检索到。另外，也可以尝试使用几种关键词组合搜索最合适的文献。

在完成文献检索后，根据研究问题对文献进行筛选，在文献的筛选过程中，需要注意以下事项：

①明确包含哪些类型的临床研究，如仅包含 RCT 研究还是也考虑单臂研究。

②清晰定义文献的选择范围，包括使用的研究药物、适应证人群、研究终点、文献发表的年限和使用的语言等。

③在文献选择中，尽量选择样本量较大和随访期较长的研究，因为小样本研究容易导致发表偏倚，所以可以对样本量较小的研究做出限制；而随访期的长短与结局效应有关，过短的随访时间不利于得到合理的研究结论，应根据具体情况进行限制。

④尽量选择结局指标相同的文献，如果文献中没有直接报告感兴趣的结局指标，要检查是否可以从文献报告的结果信息推导所要的结局指标。

⑤剔除针对同一研究人群发表的多个文献，只选择其中质量最好的或随访时间最长 / 最合适的；如肿瘤药物研究，在发表主要分析结果后，会在更长的随访期后发表终期分析结果。

⑥评估信息的完整性，尽量不要漏掉对结果有重要影响的文献。

⑦尽量减少发表偏倚（publication bias）、审查偏倚（reviewer bias）等对

---

① 网址：www.clinicaltrials.gov。

纳入文献的影响，使纳入分析的文献形成的样本对研究人群具有代表性，同时又能控制一些偏倚对结果的影响。

发表偏倚：相比于阴性结果，获得阳性结果的研究更可能被发表在学术期刊上，而阴性研究结果可能会包含在会议专题论文、专著内的章节等"灰色文献"中。

审查偏倚：审查者在筛选文献时可能会倾向于纳入偏向感兴趣的假设的研究。为了避免这种审查偏倚，一般可以采用由 2 位审查者来进行文献筛选，并对筛选的结果进行比对，对于不一致的筛选结果，可以通过讨论协商或由第三位审查者来决定是否纳入该文献。

筛选的限制条件不可过多，否则会造成纳入文献数量较少，而造成较大的偏倚。

一般不纳入综述、案例报告和未完整发表的文章（如参考摘要、致编辑的信）。

在完成文献筛选确定纳入分析的文献后，对纳入分析的文献进行数据提取，将提取的数据信息保存在数据库中，包括文献的发表时间，发表期刊，作者，研究类型，研究对象，治疗干预，样本量，效应指标等。常用的建立数据库的软件工具包括荟萃 View、RevMan、SPSS、SAS、Excel 等。

纳入荟萃分析的研究的质量决定了荟萃分析的质量和结果的可靠性，因此需要对纳入研究的质量进行评价。对于随机对照试验（RCT），最常用的质量评价工具是 Cochrane 偏倚风险评估工具，当前更新版本为 RoB 2[①]。RoB 2 从随机过程中产生的偏倚、偏离既定干预的偏倚、结局数据缺失的偏倚、结局测量的偏倚及结果选择性报告的偏倚五个大的条目对偏倚风险进行评价，然后对每个条目依据偏倚风险评估准则做出"低风险偏倚""高风险偏倚"和"不确定偏倚风险"的判定结果。评估非随机对照干预性研究中的偏倚风险可以

---

① 网址：https://methods.cochrane.org/bias/resources/rob-2-revised-cochrane-risk-bias-tool-randomized-trials。

使用 Cochrane ROBINS-I 量表 [①]。对于观察性研究，最常用的质量评价工具是 Newcastle-Ottawa Scale（NOS）量表，常用于评价病例对照研究和队列研究。

12.2　荟萃分析基本统计方法

在完成文献数据提取和研究质量的评价后，利用统计学方法将相关数据进行统计学处理和综合分析。在数据处理中，比较重要的一点是评估和处理纳入文献之间的异质性。异质性是指各个研究在样本量、研究人群、研究时间等方面的差异所导致的研究结果之间的差异。荟萃分析的目的就是通过一些统计学的方法来处理这种异质性，从而得到一个综合的结论。

纳入荟萃分析的研究之间是否有异质性，可以通过观察汇总各个研究结果的图形（如森林图、L'Abbé 图）或者通过统计学方法进行异质性检验，如 Cochran's Q 检验。需要注意的是 Cochran's Q 检验对于研究数量较低，如小于 4 个时，较难拒绝异质性。

如果纳入荟萃分析的研究之间异质性不显著，可以使用固定效应（fixed effect）模型来综合各个研究的结果。如果异质性显著，需要根据异质性的不同来源分别处理。如果异质性属于临床异质性，如试验对象、干预措施、结局指标等方面的差异，那么可以通过亚组分析，或者利用荟萃回归来处理异质性因素对分析结果的影响。如果异质性属于统计学异质性，也就是不同研究中观察到的效应，其变异性超过了偶然性（即随机误差）所引起的差异，那么可以使用随机效应（random effect）模型来综合各个研究的结果。下面通过两个例子来介绍一下如何处理异质性的问题。

例一，参见第 8 章图 8-4，设计一个治疗风湿性关节炎的生物类似药的等效性研究，在对过去已经发表的同类的生物类似药的研究结果进行荟萃分析以设定等效性边界时，发现其中一篇文献（Schiff，2008）报告的试验结果与其他三篇文献报告的结果相差甚远，深入挖掘后发现此研究的入排标准不同于其他三个研究，纳入此研究的患者在基线时肿胀关节数和酸痛关节数的两个指标远大于其他研究。通过与 FDA 讨论后达成一致，在设定等效性边界时，在荟萃分析中不包含这篇文献。

---

① 网址：https://methods.cochrane.org/bias/risk-bias-non-randomized-studies-interventions。

例二，关于如何通过选择合适的效应指标来减少异质性的影响。在比较药物疗效的时候，对于不同类型的研究终点，可以选择不同的统计量作为效应指标。比如以客观缓解率等二分类变量作为研究终点，可以使用率比（rate ratio，RR）、率差（rate difference，RD）或优势比（odds ratio，OR）等作为比较疗效的指标；以 PFS、OS 等生存时间变量作为研究终点，常使用风险比（hazard ratio，HR）作为衡量治疗效应的指标。在非劣效试验设计中，需要通过荟萃分析确定非劣效边界。根据 FDA 非劣效临床试验指南[①]中关于研究药物治疗效应稳定性的假设，在使用荟萃分析确定非劣效边界时应选择比较稳定的效应指标。比如，为了确定非劣效边界，荟萃分析中包含了 4 个历史研究（参见第 8 章图 8-5），4 个研究都报告了治疗组 vs. 对照组的反应率比（RR）和反应率差（RD），图 8-5 中的森林图总结了 4 个研究中 RR 和 RD 的点估计和置信区间，以及对 4 个研究的异质性检验。从点估计和置信区间的分布可以看到 Niho 2012 报告的 RD 和其他 3 个研究的结果相差较大，但是 RR 的结果和其他 3 个研究的结果比较接近；异质性检验的结果也表明了采用 RD 作为比较治疗效应的指标时，4 个研究间的异质性（$I^2 = 40\%$）比采用 RR 的异质性（$I^2 = 24\%$）大，因此推荐使用较稳定的统计量 RR 作为比较治疗效应的效应指标，通过荟萃分析来设定非劣效边界。I^2 是一个用于量化异质性的统计量，它是 Cochran's Q 检验中满足开方分布的统计量 Q 的一个变型（$I^2 = \frac{Q-df}{Q} \times 100\%$，$df$ 为 Q 的自由度），I^2 越大，异质性越大，一般当 $I^2 > 50\%$ 时，会认为存在显著的异质性。

如果纳入荟萃分析的研究之间没有显著的异质性，可以采用固定效应模型来综合不同研究的结果，否则采用随机效应模型来综合不同研究的结果。固定效应模型假设各个研究都是在相似的条件下完成的，存在一个共同的真实效应值，各个研究与真实效应值的偏差仅代表基于抽样误差的随机差异，因而研究权重的计算仅考虑研究内部的随机抽样误差，综合估计则被解释为共同潜在真实效应的最好估计；随机效应模型假设真实效应满足一个随机分布并适用于不同的研究和人群，因而各个研究与这个随机分布中心的偏差代表了真实的异质性，研究权重的计算除了要考虑各个研究内部的随机抽样误差外，还有来自不

---

① 网址：https://www.fda.gov/media/78504/download。

同研究之间的差异，综合估计则被认为是真实效应分布的均值，而不是任何真实人群的真实效应。

在上面的例子中，不论是基于 RD 还是 RR，异质性检验都显示了 4 个历史研究之间没有显著的异质性（$I^2 < 50\%$，$p > 0.10$），因此可以基于固定效应模型来综合 4 个研究的结果。同时，因为异质性不显著，可以看到固定效应模型和随机效应模型的结果非常接近。由于随机效应模型中包含了更多的误差来源，随机效应模型得到的综合效应量估值的置信区间比固定效应模型得到的置信区间略宽。

12.3　发表偏倚

如前所述，在荟萃分析中要尽量避免发表偏倚，因此需要采用统计方法来评估纳入荟萃分析的研究是否存在发表偏倚，以及处理发表偏倚对荟萃分析结果的影响。

漏斗图是常用的评估发表偏倚的图形工具。在漏斗图中，以研究效应量（effect size，ES）为 X 轴，以研究样本量或研究效应量的标准误差（standard error，SE）为 Y 轴构制散点图，通过散点的分布来评估有无发表偏倚；在没有发表偏倚的情况下，代表各个研究的散点应对称分布成倒置的漏斗状。

比如，在 Duan 等 2020 年发表的关于在癌症患者中使用 PD-1 和 PD-L1 免疫抑制剂的系统综述和荟萃分析一文中[①]，eFigure 1 显示了评估纳入荟萃分析的临床试验是否有发表偏倚的漏斗图，这是横置的漏斗图，X 轴为 ln(ES) 的标准差，Y 轴为 ln(ES)，图中圆圈的大小代表样本量大小。试验结果基本对称地分布在漏斗中心轴的两侧，并且大多数都在 95% 置信区间内，说明纳入的文章没有显著的发表偏倚（图 12-1）。

---

① 网址：doi:10.1001/jamaoncol.2019.5367。

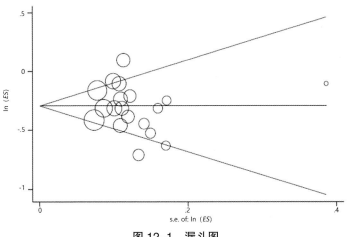

图 12-1　漏斗图

小样本研究效应（small study effect）是指样本量小的研究对应较大的效应量，发表偏倚是引起小样本研究效应的原因之一，因为效应量大的阳性结果更容易被发表。假设在上述的荟萃分析（Duan，2020）中纳入了一些发表了较大效应量的小样本试验（图 12-2 红色圆圈所示），那么漏斗图会呈现不对称，表明存在发表偏倚。

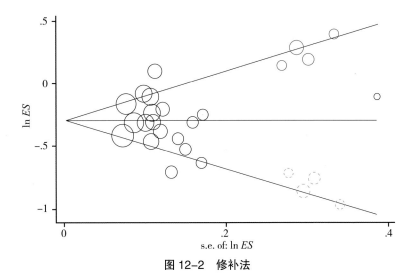

图 12-2　修补法

为消除发表偏倚对荟萃分析结果的影响，可以考虑采用 Duval & Tweedie 修补法（trim and fill）来处理，该方法对缺失的小样本试验阴性结果做出填补，即填补了可能未发表的同样的小样本试验的阴性结果，直到漏斗图达到对称，如图 12-2 中虚线蓝色圆圈所示。此外，去掉红色圆圈的试验，只对其他的试验结果进行汇总，是另一种处理发表偏倚的方法。

用漏斗图评估发表偏倚比较直观，但是也可能有一定主观因素的影响，因此除了漏斗图，也可以借助常见的统计方法（如 Begg 检验，Egger 检验）来对发表偏倚进行评估。在前面提到的荟萃分析（Duan，2020）中，Begg 检验和 Egger 检验的 p 值分别为 0.58 和 0.48，均说明纳入荟萃分析的临床试验不存在发表偏倚。

12.4 荟萃回归

传统荟萃分析常常终止于得到一个综合的效应参数估计，当不同研究之间研究结果存在大量未解释的异质性时，要探查这些异质性是否能被不同研究的特征上的差异或研究人群的差异所解释，荟萃回归是探查异质性因素的方法之一。

类似于传统的统计回归分析，荟萃分析通过建立回归方程，来反映一个或多个解释变量与结果变量之间的关系，以明确各研究间异质性的来源，从而筛选出导致异质性的重要影响因素。荟萃回归的实质是对亚组分析的一种扩大，亚组分析每次只能考虑一个影响因素，荟萃回归可以在回归方程中包含多个影响因素，但是仅当荟萃分析纳入的研究数量在 10 个及以上时才可以进行此分析，这与传统的线性回归分析中对观察值数量的要求类似。

简单的理解荟萃回归，可以把每个研究的效应估计值（如 RR、OR、HR 等）看成一个观察值，即结果变量（或称因变量），研究中可能影响效应估计值的特征（如研究设计、干预量、疗程、患者的性别比例、平均年龄、种族、生物标志物、疾病基线平均情况等）是解释变量（或称自变量）。如前所述进行荟萃回归分析对研究数量的要求，当研究数量较少时，纳入的自变量个数也有一定的限制，并且纳入的自变量应该尽可能地提前设定，而不是通过数据进行不断修正。在得到回归系数后，可以通过回归系数的 p 值来判断相应的异质性影

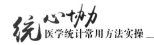
响因素有无统计学意义。与传统的线性回归分析类似，荟萃回归分析也需要考虑自变量间的交互作用和共线性等问题，以免各荟萃回归模型选出的异质性影响因素不一致，系数也不稳定。

12.5 网状荟萃分析

荟萃分析通常比较两个组（如 A vs. B）之间的差异，将多个直接比较 A vs. B 的研究结果通过统计方法综合成一个关于 A vs. B 差异的汇总估计。当不存在直接比较的情况下，基于共同对照，可以将不同的研究（如 A vs. C, B vs. C）联系起来得到 A vs. B 的间接比较。网状荟萃分析就是将直接比较和间接比较结果同时汇总起来进行荟萃分析，从而可以同时分析多个干预措施的相对效应。如下面左图所示，不同的成对研究通过共同对照联接起来形成一个证据网，从而可以同时分析 A vs. B, B vs. D 以及 A vs. D。除了一般荟萃分析需要满足的假设外（如没有发表偏倚），网状荟萃分析强调在同一条件下比较多种干预措施，包括对同质性、相似性和一致性的假设。同质性假设是指对每一组成对比较，不同研究在临床上和统计学上有可比性；相似性假设包括临床相似性和方法学相似性；一致性假设指原始研究中的直接比较和间接比较结果是一致的。下面右图给出了网状荟萃分析在不同层次对研究结果进行合并所需要的假设条件（图 12-3）。

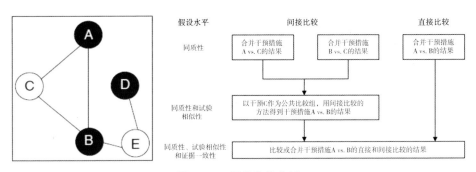

图 12-3 网状荟萃分析

12.6　荟萃分析参考资源

12.6.1　Cochrane 手册

Cochrane 手册 [1]（*Cochrane Handbook for Systematic Reviews of Interventions*）详细描述了准备和维护有关医疗保健干预效果的 Cochrane 系统评价的过程，包括对文献的质量评估，分析中常见问题的指导方法，常见的数据类型的处理指导等。比如，在第 2 章节，Cochrane 手册介绍了如何在各个方面进行纳入文献的介绍和归纳；在第 10 章节中，Cochrane 手册给出了对于不同的结局终点如何进行结果汇总的指导和建议，包含离散型终点、连续型终点、混合型终点、至事件发生的时间终点等；在第 12 章节中，手册给出了用于归纳结果展示的不同的图表示例等。另外，除了常用的 Cochrane 偏倚风险评估工具外，Cochrane 手册中也给出了一些荟萃分析的策略建议，比如，若文献中有些有较大的偏倚，它给出 3 个不同的策略：①主要分析局限于偏倚比较少的文献，敏感性分析纳入偏倚较大的文献；②将偏倚大和偏倚小的文献分层做荟萃分析；③主要分析包括所有的文献，但在讨论中详细说明各偏倚较大的文献可能对结果产生的影响。

12.6.2　PRISMA

PRISMA（*Preferred Reporting Items for Systematic reviews and Meta-Analyses*）是一套规范系统综述和荟萃分析报告的指南，系统地介绍了如何撰写系统综述和荟萃分析报告，同时也可以用作指导如何进行系统综述和荟萃分析。PRISMA 2020 条目清单 [2] 包括 7 个部分 27 条项目，分别是 Title（标题）、Abstract（摘要）、Introduction（背景）、Methods（方法）、Results（结果）、Discussion（讨论）和 Other Information（其他信息）。更多关于 PRISMA 的信息可以参见 http://prisma-statement.org/。

---

[1]　网址：https://training.cochrane.org/handbook/current。

[2]　网址：https://view.officeapps.live.com/op/view.aspx?src=http%3A%2F%2Fprisma-statement.org%2Fdocuments%2FPRISMA_2020_checklist.docx&wdOrigin=BROWSELINK。

12.6.3 利用 R 进行荟萃分析

R 是常用的免费统计分析软件，它有多个用于荟萃分析的软件包（如 meta、metafor 等）。这里推荐一本在线的电子书 *Doing Meta Analysis in R*[①]，书中详细介绍了荟萃分析的基本概念和方法，以及如何使用 R 来进行荟萃分析，包括固定效应模型、随机效应模型、亚组分析、发表偏倚的分析等常规的分析方法，以及荟萃回归分析、网状荟萃分析等复杂的分析方法。

参考文献

[1] DUAN J, CUI L, ZHAO X, et al. Use of immunotherapy with programmed cell death 1 vs programmed cell death ligand 1 inhibitors in patients with cancer: a systematic review and meta-analysis[J]. JAMA oncology, 2020, 6(3): 375–384.

[2] HARRER M, CUIJPERS P, FURUKAWA T, et al. Doing meta-analysis with R: A hands-on guide[M]. Boca Raton, FL and London: Chapman and Hall/CRC, 2021.

[3] HIGGINS J P, GREEN S. Cochrane handbook for systematic reviews of interventions[M]. Hoboken (USA): Wiley Online Library, 2008.

[4] PAGE M J, MOHER D, BOSSUYT P M, et al. PRISMA 2020 explanation and elaboration: updated guidance and exemplars for reporting systematic reviews[J]. Bmj, 2021：372.

 扫一扫
观看相关课程

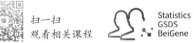 本章撰稿人：赵娜　王瑜

---

① 网址：https://bookdown.org/MathiasHarrer/Doing_Meta_Analysis_in_R。

第13章
真实世界证据概述

13.1 真实世界相关概念

近几年，国内外对真实世界（real world）相关概念的关注度日益增加，真实世界相关的概念主要包括：真实世界数据（real-world data，RWD）、真实世界证据（real-world evidence，RWE）、真实世界研究（real-world study，RWS）。

真实世界数据指各种与患者健康状况和 / 或诊疗及保健有关的数据。真实世界数据来自真实医疗环境，反映实际诊疗过程和真实条件下的患者健康状况，如电子健康记录（electronic health records，EHR）、保险和账单数据（medical claims data）等。图13-1中给出了真实世界证据和真实世界研究的定义。

需要注意的是，真实世界研究的类型大致分为非干预性（观察性）研究和干预性研究。观察性研究包括回顾性观察性研究和前瞻性观察性研究。所以，真实世界研究并不等同于观察性研究（observational study），也不等同于回顾性研究（retrospective study）。

RWx

真实世界证据 (RWE)

通过对RWD进行恰当而充分的分析所获得的关于医疗产品使用情况和潜在获益-风险的临床证据

真实世界研究 (RWS)

生成、收集或利用RWD来提供RWE的研究，包括但不限于观察性研究（前瞻或者回顾）、实效性随机对照临床试验等

RWS ≠ Observational Study
RWS ≠ Retrospective Study

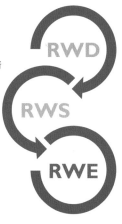

真实世界数据 (RWD)

各种与患者健康状况和/或诊疗及保健有关的数据。来自真实医疗环境，反映实际诊疗过程和真实条件下的患者健康状况。例如：
- 电子健康记录（EHR）
- 保险和账单数据
- 疾病登记库
- 死亡登记数据库
- 患者报告结局的数据
- 移动设备端的数据，包括医用移动设备产生的数据，如可穿戴设备等

图 13-1 真实世界相关概念

13.2 真实世界研究和传统临床试验的差异

接下来，我们从研究目的、研究设计、研究环境、研究对象、数据来源、样本量、实施场景、研究结果这 8 个方面来看真实世界研究和传统临床试验的差异性（表 13-1）。

表 13-1 传统临床试验和真实世界研究的差异

维度	传统临床试验	真实世界研究
研究目的	理想环境下的结局（efficacy/ 效能）	真实环境下是否有效（effectiveness/ 效果）
研究设计	随机对照	实效性随机对照或观察性
研究环境	严格控制条件下，遵从《药物临床试验质量管理规范》（good clinical practice，GCP）	临床实际条件下，对研究者和研究单位限制相对较少
研究对象	理想人群，人群相对单一，纳入 / 排除标准多且严格	人群相对多样化，纳入 / 排除标准相对宽松

续表

维度	传统临床试验	真实世界研究
数据来源	专为研究收集，前瞻性地在严格规范下收集	数据来源多样，可基于现有数据库或专为研究收集，可前瞻性，也可回顾性收集数据
样本量	根据统计学公式推算，样本量可控性强	根据真实数据环境或统计学公式推算，样本量可控性差
实施场景	理想世界：高度标准化医疗机构	真实世界：日常医疗机构、社区、家庭
研究结果	内部有效性较高	外部可推性较强

从表 13-1 可以看出传统临床试验是在理想环境下进行的，有严格的条件和规范。而真实世界研究是在真实的医疗临床实践环境中进行的，限制条件相对较少。

13.3　国内外监管机构关于真实世界证据的法规和指南

近年来，真实世界相关概念成了国内外药物研发和监管决策中日益关注的热点问题，这和各国监管机构出台的一系列关于真实世界证据支持监管机构药物审评决策的法规和指南是分不开的。

先从美国和欧盟来看，欧盟药品管理局（European Medicines Agency，EMA）在 2015 年 12 月提到了扩大真实世界数据在药品注册中的使用。美国在 2016 年颁布了《21 世纪治愈法案》，该法案明确了美国食品药品监督管理局（Food and Drug Administration，FDA）可以在合适的情况下使用真实世界数据，特别包括可以帮助支持已批准药物新适应证的批准，也可以支持或者满足药物上市后研究的需求。2021 年底 FDA 集中发布了一些与真实世界相关的指南：

① *Real-World Data: Assessing Electronic Health Records and Medical Claims Data To Support Regulatory Decision-Making for Drug and Biological Products: Draft Guidance for Industry*；

② *Data Standards for Drug and Biological Product Submissions Containing Real-World Data: Draft Guidance for Industry*；

③ *Real-World Data: Assessing Registries to Support Regulatory Decision-Making for Drug and Biological Products Guidance for Industry: Draft Guidance for Industry*；

④ *Considerations for the Use of Real-World Data and Real-World Evidence To Support Regulatory Decision-Making for Drug and Biological Products: Draft Guidance for Industry*。

2022 年 9 月 FDA 发布了最终版的 *Submitting Documents Using Real-World Data and Real-World Evidence to FDA for Drug and Biological Products*，2023 年 2 月又发布了 *Considerations for the Design and Conduct of Externally Controlled Trials for Drug and Biological Products*。

接下来再看一下中国在真实世界证据支持药物审评决策方面发布的指南情况，中国从 2018 年开始就有一些相关的指南征求意见稿发布，并且每年都有新的指南发布。2020 年 1 月国家药品监督管理局发布了《真实世界证据支持药物研发与审评的指导原则》，2020 年 9 月发布了《真实世界研究支持儿童药物研发与审评的技术指导原则（试行）》，2021 年 4 月发布了《用于产生真实世界证据的真实世界数据指导原则（试行）》，2021 年 12 月发布了《患者报告结局在药物临床研发中应用的指导原则（试行）》，2022 年 1 月发布了《罕见疾病药物临床研究统计学指导原则》。2023 年 2 月发布了《药物真实世界研究设计与方案框架指导原则（试行）》和《真实世界证据支持药物注册申请的沟通交流指导原则（试行）》。

在国家药品监督管理局相关指南的推动下，2019 年海南省人民政府与国家药品监督管理局联合开展了博鳌乐城国际医疗旅游先行区临床真实世界数据（简称"乐城真实世界数据"）应用试点工作。截至 2023 年 11 月，已有 13 款创新药械产品通过使用乐城真实世界数据辅助临床评价获批上市（图 13–2）。

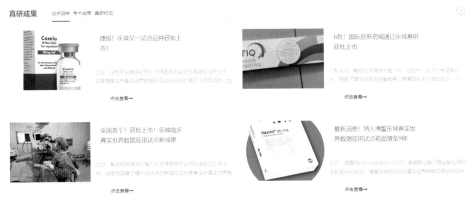

图 13-2　借助乐城真实世界研究获批上市的药械产品（部分）

（图片来源：https://hnrws.cn）

13.4　真实世界数据应用场景

各国监管机构给出了使用真实世界证据支持药物注册的相关法规和指南。除支持药物注册外，真实世界数据还有一些关于疾病管理、药械评价、医疗政策等方面的应用场景（图 13-3）。

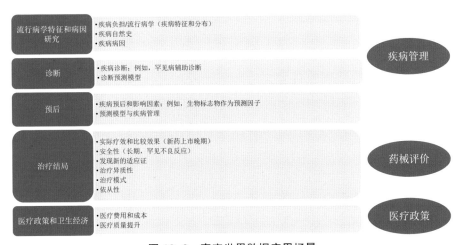

图 13-3　真实世界数据应用场景

13.5 真实世界研究试验设计流程和要点

了解了真实世界数据的应用场景之后，那么我们就会好奇怎么利用真实世界数据来实现呢？接下来我们将会介绍如何做一个真实世界研究，试验设计流程和要点是什么。通常我们做一个真实世界研究，首先，要明确研究目的。之后，才可能设计出合理的总体研究方案进行研究设计，并选择合适的真实世界的数据库，确定数据获取方案以及数据治理方案（图 13-4）。

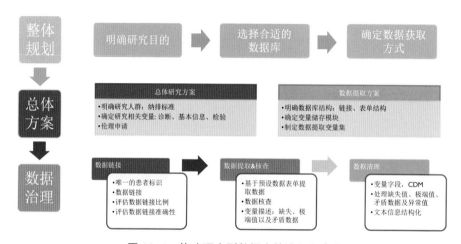

图 13-4 构建研究型数据库的流程和步骤

13.5.1 真实世界研究设计要点

我们可以看出研究设计非常重要。先让我们来了解一下如何立题：先明确研究目的，是要研究疾病相关（如疾病病因、疾病特征、诊疗模式、疾病预后及预测、疾病负担、结局等），还是治疗相关的（如超适应证使用某种药物，在真实世界医疗环境下的药物效果和安全性）。还要明确试验药物是什么，剂量是什么。这里还需要注意，随访时间不同，会影响一些跟随访时间有关的终点评估，如 PFS。

真实世界数据比较繁杂，但是真实世界研究并不是把不同的问题混为一谈，相反，需要非常清晰地描述出研究问题是什么样子的。

13.5.2　真实世界研究设计的试验假设

接下来看一下如何明确试验假设。可以参照 PICOS 原则[①]。PICOS 的 P 就是 population，也就是明确我们的研究人群是什么样子的？首先看的是得一个什么样疾病的研究对象，比如说是肺癌患者。是否需要从患者的首次用药开始研究，以减少药物的延续效应，还需要定义暴露的相关时间点（图 13-5）。同时，在选择研究对象的时候要尽量地避免选择那些可能会失访的患者，如一些有长期医疗保险或者长期就医记录的患者。还要明确病例纳入研究的次数，每个病例只能纳入一次，还是说根据患者在不同时期的具体暴露情况可以多次纳入。

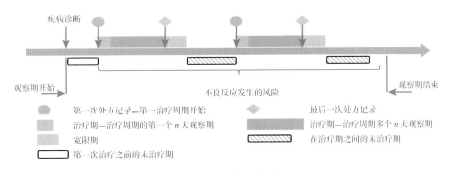

图 13-5　患者诊疗路径

下一个重要因素就是 I（intervention），也就是干预 / 暴露。确定我们要比较的药物，根据指定干预 / 暴露药物的种类、剂量、用药方式等来区分研究人群，同时要明确药物暴露的时间窗。

确定了干预 / 暴露，接下来就要确定 C（control），即对照，通常我们会选择现有的标准治疗或者是在研药物；但是对照最好是与干预有相同的适应证，相同的使用周期，或者有相同的医保报销政策。

---

① PICOS 原则是基于循证医学（evidence-based medicine，EBM）理论的一种将信息格式化的检索方式，最早是帮助临床医生检索临床证据的。P 是指研究对象（participants/patients），I 是指干预措施（intervention），C 是指对照或比较措施（control/comparison），O 是指研究结局（outcome），S 是指研究设计（study design）。

接下来确定 O（outcome），也就是研究结局评价，真实世界的研究结局通常会用一些院内死亡率、总死亡率、手术治愈率、客观缓解率、严重不良反应率等。因为真实世界的 PFS 会受不同患者的评估周期不同的影响。而真实世界中，患者评估周期很多时候差异都是比较大的。我们还需要注意的是，随访时间是否和研究终点匹配。我们要选择在真实世界环境中容易获取或者评测的终点，通常不应过于复杂（图 13-6）。

研究结局评价
- 硬终点：院内死亡率，总死亡率，手术治愈率，客观缓解率，严重不良反应率
- Real-world PFS：从干预开始到第一个真实世界进展记录日期或由于任何原因导致死亡的日期，以先发生者为准
- Real-world RR：受试者的最佳整体真实世界肿瘤反应，例如，在RECIST标准下真实世界中，有完全反应和部分反应的患者比例
- 随访时间是否和终点匹配（参考疾病自然病程）
- 在真实世界环境中容易获取和评测的，通常不应过于复杂

图 13-6　PICOS—O（outcome）研究结局

研究结局的评估方式在癌症这个领域其实还没有确定。由于真实世界的 PFS 其实允许在一定的时间段内进行肿瘤评估，比如说每 8～16 周可以进行肿瘤评估，那么在真实世界中就会有比较大的变异度，以 PFS 作为研究终点就会受到比较大的影响。所以通常真实世界缓解率更容易被选作研究的主要终点。从表 13-2 中我们也可以看出真实世界缓解率和 RECIST 定义下的缓解率还是有一些差异的。

表 13-2　缓解率的定义

维度	真实世界缓解率	RECIST 定义下的缓解率
证据来源	包括各种结构化和非结构化的电子健康数据，如临床病例记录、放射和病理报告、实验室数据	临床评估 + 影像
评估间隔	根据临床实践情况，建议尽量压缩评估窗口来减少变异度，且遵照相同评估频率/时间	在研究方案中预先定义
靶病灶	无，研究者一般会选择适合作为疾病进展标准的病灶为主要病灶	预先定义，如病灶基于 CT 或 MRI 长径 ≥ 1 厘米

续表

维度	真实世界缓解率	RECIST 定义下的缓解率
影像成像方式	灵活，根据治疗标准确定	明确定义为 CT、MRI 或者 PET/CT
最终评估决定	临床研究者的总体评估	预先定义，临床研究者的总体评估或中心评估（IRC）

表 13-3 提供了 2007—2015 年采用真实世界数据支持 FDA 注册的试验终点，从表中可以看出大多终点都是绝对值指标。

表 13-3　真实世界研究的结局评价

终点指标的类型	占新药申请比例	终点指标举例
化学指标	11	糖化血红蛋白，妊娠试验，肾小球滤过率
血液指标	6	严重的中性粒细胞减少
病理学指标	2	副底层细胞（parabasal cell）的增加和减少，活检证实的急性排异反应，前房细胞清除（葡萄膜炎等）
微生物指标	6	持续的病毒应答反应，血浆病毒载量，痰培养转阴
影像学 +/-（生存,临床症状）	17	骨密度，椎骨骨折，脾脏体积，PFS
生理学 / 功能指标	9	6 分钟步行试验，正常的窦性心率，第一秒用力呼气量（FEV1）
临床事件 / 临床症状	19	死亡，住院率，主要不良心血管事件（MACE），疾病复发
医生 / 患者报告的临床结局	30	多伦多痉挛性斜颈评分量表，汉密尔顿焦虑量表，风湿和强直性脊柱炎量表，银屑病严重程度指数，癫痫睡眠，前列腺症状评分

13.6　真实世界数据库的选择

确定了真实世界研究的试验设计，接下来我们需要选择合适的数据库来进行研究。通常医院或者研究机构会有一些既有的数据库，比如一些常规收集数据的数据库，像医院电子病历数据库、医保数据库等。这类常规收集的数据库相对于登记型数据库，需要更多的数据清理工作。也有一些以往主动收集的数据，比如患者登记数据库，会有病例报告表（case report form，CRF）设计、质量控制、数据来源、定义、编码过程标准化。

除了使用一些既有的数据库，也可以为该试验设计数据库并进行前瞻性的收集，从而新建数据库。这种通常都是为了实效性临床试验而准备的。如果我们的研究想要选择既有数据库，可以从以下几个角度评估数据库选择：

①需要确认数据库覆盖的人群是可以从疾病、疾病分级、区域等角度代表我们研究的目标人群的。

②要确认数据库中包含与研究问题对应的关键信息，如干预药物信息。

③还需要确定数据库中包含研究问题所需要的结局指标、缓解状态、生存状态，或者其他可作为有效性或者安全性终点的客观指标。

④由于真实世界数据没有进行随机，为调整偏倚影响，数据库需收集重要的潜在混杂因素，如年龄、吸烟史、合并疾病等。

13.6.1　既有数据库评价

表13-4中列出了一些常规收集数据的数据库，如医保数据、医疗机构的电子病历数据等。并且从各自的优势、劣势、可解决的研究问题等角度进行了比较。

表 13-4 基于常规收集数据的数据库以及适合的研究

维度	医保数据	单一医疗机构电子病历数据	区域化医疗数据
数据质量			
优势	人群代表性较好；医疗费用信息较详细；覆盖时间较长	详细的院内诊疗信息，包括症状、体征、检查、检验、诊断、用药、诊疗过程及院内疾病转归信息；可获得个人史信息	涵盖患者该区域内就诊的详细诊疗信息；可获得个人史、预防接种史信息；覆盖时间较长
局限	缺乏患者症状、体征信息；缺乏预防接种史等既往史信息；缺乏检验、检查结果；缺乏诊疗过程信息；诊断信息的完整性及准确性受限	人群代表性受限；预防接种史信息不全；缺乏外院诊疗信息；部分信息半结构化、非结构化储存；覆盖时间较短	链接的比例及准确性可能存疑；医疗机构间诊疗水平、数据质量存在差异；可能存在矛盾数据；部分信息半结构化、非结构化储存
可解决的研究问题及局限			
通常可解决的研究问题	了解疾病负担；了解现有诊疗模式及诊疗费用；评价治疗结局；经济学评价	描述疾病特征及诊疗模式；评价疾病诊断方法；评价院内短期用药的短期结局；评估短期疾病预后	探索疾病病因；了解疾病负担；描述疾病特征及诊疗模式；评价疾病诊断方法；评价治疗结局；评估疾病预后及预测
研究局限	缺乏个人史、检验、检查、诊疗过程等信息，在评价治疗结局问题上，因果推论受限	人群代表性受限，在描述疾病特征、诊疗模式问题上结果外推性受限；缺乏长期随访信息，无法探索长期治疗及结局相关问题；存在删失，在评价治疗结局及疾病预后问题上，对暴露及结局存在错分偏倚	缺失数据、矛盾数据可能较多，影响研究结果的准确性

既有数据库相对使用成本低，但是常规收集的数据库和登记型数据库的适用领域还是有差异的。

常规数据库适用领域包括：

①流行病学特征；

②疾病负担；

③描述真实世界中的实际诊疗模式；

④探索目前诊疗中未被较好满足的医疗需求；

⑤探索疾病诊断相关问题，评价最优诊断方法；

⑥探索治疗结局；

⑦评价治疗有效性、安全性及经济性；

⑧评估患者疾病预后与预测问题。

登记型数据库适用领域包括：

①观察疾病自然史；

②疾病预后研究，尤其是风险预测、预警；

③患者自报结局（patient-reported outcome research）研究；

④评估复杂干预的效果；

⑤罕见病防治与管理研究；

⑥开展临床试验不符合伦理，如孕妇、儿童等特殊人群；

⑦评估在真实诊疗环境下的疗效和治疗依从性，研究人群异质性；

⑧评估亚组疾人群疗效。

当我们要使用一个既有数据库的时候，首先要对数据库进行质量评价以确定是否可以用于以及是否能够回答我们要研究的问题。除了我们前面提到选择数据库的标准，如：人群代表性、是否有关键变量、样本量是否足够等，还要考虑数据库之间链接比例，有没有明确合理的变量字典等因素，数据治理过程是否清晰可行（图 13-7）。

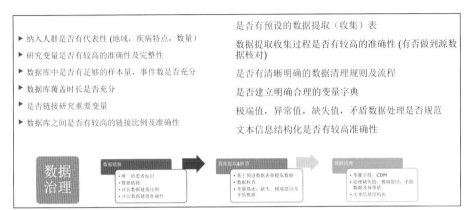

图 13-7　既有数据库的质量评价

13.6.2　新建数据库

如果既有数据库无法满足研究需求，我们需新建数据库来回答研究问题的话，这里有一些总结的注意事项（图 13-8）。如真实世界研究并不是不需要伦理审批的，如果是基于已有数据的研究，通常是可以豁免知情同意的。

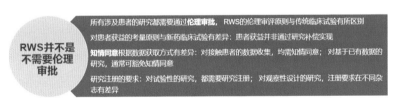

图 13-8　建立数据库的注意事项

13.7　真实世界研究试验设计类型

选择了数据库之后，我们下面进行到 PICOS 中的 S（study design）试验设计概念的介绍。

既有数据库和新建数据库之间存在一定的差异，通常既有数据库是已经存在的，是早于研究立题的时间就已经存在的；而新建数据库，是有了研究立题之后，为研究目标而新建数据库，所以研究立题是早于新建数据库的（图 13-9）。

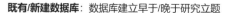

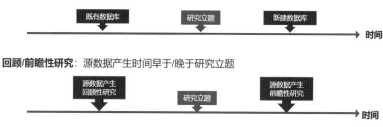

图 13-9　回顾 / 前瞻性概念

　　而关于回顾或前瞻性研究是源数据产生时间相较于研究立题时间而言的。如果研究立题决定使用已经产生的源数据，这种就是回顾性研究；反之，如果研究立题决定收集新的数据，这种就是前瞻性研究。很显然回顾性研究的源数据已经产生，是无法进行干预的；如果是前瞻性研究，可根据研究需要决定是否设计为干预性试验。

13.7.1　基于已有数据库的真实世界试验设计类型

　　针对使用已有数据库的观察性研究，常见的有：队列研究、病例对照研究、横断面研究和其他研究类型（如自身服药前后对照）。队列研究通常先收集暴露情况，经过一段时间的观察随访，会收集到结局信息。而病例对照研究是我们先知道结局，再去回溯患者是否有暴露。横断面研究是同时收集结局和暴露信息（图 13-10）。

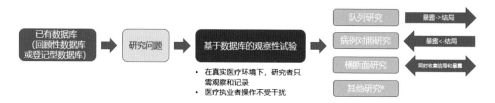

图 13-10　基于已有数据库的试验设计

前面介绍了回顾性研究和前瞻性研究的差异。如果我们的研究既使用既有数据库的数据，同时也前瞻性地收集一些新的数据，这种队列研究称为双向队列研究（图 13-11）。队列研究适合实现以下研究目的。

①检验病因假设。如：某种暴露会增加某种疾病发生风险。

②评价预防效果。如：使用某种预防方法可以减少某种疾病发生风险。

③研究疾病自然史。如：某种疾病从发生、发展到结局的整个过程。

④新药上市后的监测。监测刚上市的新药的安全性和有效性。

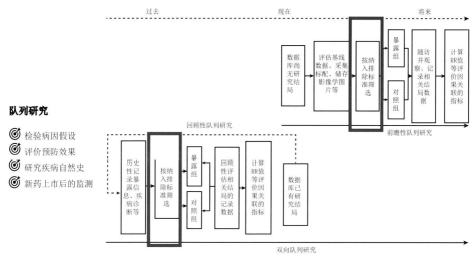

图 13-11　基于已有数据库的试验设计 - 队列研究

如图 13-10 所示，病例对照研究是我们知道了结局（如是否得某种疾病）之后回溯患者是否有某种暴露情况，进而估计暴露的效应大小（图 13-12）。病例对照研究适合以下研究目的。

①探索疾病的可疑危险因素，如对肺癌患者探索可能的风险 / 危险因素。

②验证病因假设，如吸烟是肺癌的病因。

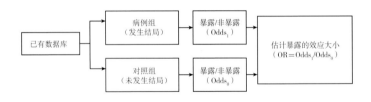

病例对照

🎯 探索疾病的可疑危险因素

🎯 验证病因假设

☑ 特别适用于罕见疾病的研究

☑ 可以同时研究多个因素与某种疾病的联系，特别适合于探索性病因研究

☒ 不适于研究人群中暴露比例很低的因素

☒ 偏倚：选择性偏倚、回忆性偏倚

图 13-12　基于已有数据库的试验设计 – 病例对照研究

病例对照研究特别适用于罕见病的研究，并且可以同时研究多个因素与某种疾病的联系。此外，还特别适合于探索性病因研究，如研究吸烟和肺癌的联系、饮酒与肺癌的关系。但是，病例对照研究不适用于研究人群中暴露比例很低的因素，因为很难找到足够数量的暴露者作为对照组。并且病例对照研究在回溯暴露时会有一些偏倚，如选择性偏倚、回忆性偏倚。

13.7.2　新建数据库的真实世界试验设计类型

如果我们先提出研究问题，再建立数据库来进行研究，既可以设计成非干预的观察性试验，也可以引入干预来做实效性临床试验，根据是否随机及随机方法来进行个体随机试验、群体随机试验或者非随机试验（图 13-13）。

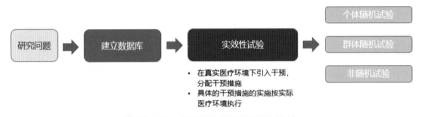

图 13-13　新建数据库的试验设计

图 13-14 给出了建立研究型数据库来进行双向队列研究时信息收集的内容及时间点。

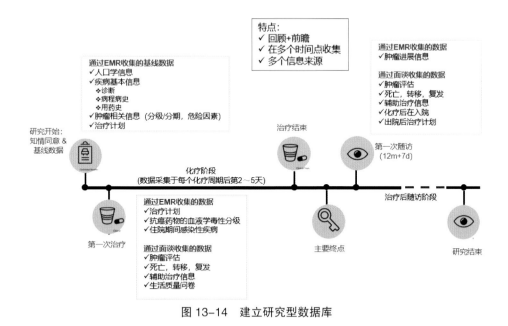

图 13-14　建立研究型数据库

13.8　真实世界研究中的统计分析方法

介绍了试验设计的流程及要点后，我们来介绍真实世界研究中的统计分析方法。

13.8.1　真实世界研究中的样本量计算

首先我们来看样本量的计算，如图 13-15 所示，在前瞻性试验中，如果设有假设检验并需要进行验证，可通过临床试验中类似方法进行样本量的计算；如不设有假设检验，通常可根据可能纳入的样本量给出主要终点的置信区间。在回顾性试验中，样本量多少取决于所使用的数据库及纳排条件，但需要特别提醒，需要考虑调整混杂因素时的样本量损失。

前瞻性试验
• 若有试验假设并验证，多需要样本量在一定一类错误 (i.e. 单侧0.025) 下能提供足够把握度 (i.e. 90%) 拒绝零假设
• 若无试验假设时，多给出预计的主要有效终点的置信区间

回顾性试验
• 取决于数据库的纳排条件
• 多数情况可以满足统计检验需要的最小样本量
• 后期需要利用倾向性评分时，需要考虑可能被排除的样本量（或使用倾向性评分加权方法时，考虑"有效样本量，effective sample size"）

图 13-15　样本量计算

13.8.2　p 值的解读

在临床试验中，我们非常关心 p 值。那么在真实世界研究中，对于 p 值的解读，其实跟其他临床试验报告是一样的。但是我们需要注意的是有统计学假设检验的话，就可以严格按照事先设置的这个 p 值界值，来做出统计推断。例如，对应的统计检验 p 值 < 0.025 为统计显著。如果没有统计学假设的话，要给出观察值的置信区间。例如，无假设检验的亚组分析，给出 ORR，mPFS，mOS 的置信区间。需要特别注意统计显著性和医学/临床的显著性。通常来说，真实世界的样本量会比传统的临床试验样本量大，很容易就能够得出一个统计显著的结果，但是我们需要关注临床的显著意义，这是我们更需要去参考的。

13.8.3　缺失值、异常值处理

在真实世界数据中，缺失值、异常值是大家比较头疼的问题，也是比较常见的问题。对于缺失值，要看缺失原因是什么，是完全随机缺失、随机缺失还是非随机缺失。对于不同的缺失原因，我们会有不同的处理方法。常见的处理方法有：把有缺失的数据点删掉；补齐缺失数据，如均值补充、热卡补齐、k-means 补充、EM（expectation maximization）法填补、多重插补等。也可以针对缺失数据作一些敏感性分析，例如，设置利用上述不同方法补齐缺失数据后的分析为敏感性分析。对于异常值，可以当作缺失值，使用处理缺失值的一些方法来处理异常值，用来作为敏感性分析。

13.8.4　混杂因素的处理

在真实世界研究中，大家比较关注的一点是非随机化所带来的组间不平衡，对于这些与研究因素和疾病相关的因素，比如说和预后有关的这些因素，如果在两组中分布不均匀的话，就可能掩盖或者夸大这个研究因素和疾病之间的真正联系。对于不同的混杂因素的类型，我们有不同的解决方法。对于已经测量的，就是能够观察到的这些混杂因素，可以使用限制、匹配、分层、回归、逆概率加权等方法来进行处理。对于未测量的混杂因素，可能会使用自身对照或者替代变量的方法，也可以使用基于观察的混杂因素和预后去计算 E 值来衡量存在未被观测的混杂因素的可能性大小（表 13-5）。

表 13-5　混杂因素的处理

混杂因素类型	数据分析 / 试验设计解决方法
已测	限制：在原始数据中只针对同质的样本进行分析（会有样本量损失） 匹配：在试验组和对照组中寻找基线类似的成对样本（会有样本量损失） 分层分析：先针对混杂因素的不同水平下的亚组比较组间差距，再合并 回归模型：用多元回归模型来剔除混杂因素影响 逆概率加权（含倾向性评分加权）：使用不同的方法来平衡基线混杂因素，再做分析 加强逆加权：回归模型和逆概率加权的综合，一般会给出比两者更好的估计（无偏且变异度小） 针对性学习法：利用超级学习法在不同模型中找到最优的终点和混杂因素之间的拟合模型
未测	自身对照：对于难以测量的基线信息，未剔除个体间差异，可以设计自体对照试验 替代变量：例如，若疾病严重程度未被测量，可否用是否接受过某种药物替代 基于观察的混杂因素和预后计算 E 值，衡量存在未被观测的混杂因素可能的大小

13.8.4.1 分层分析

将数据资料按照某个需要控制的混杂因素进行分层，然后再估计暴露/处理因素与研究结局之间的关联性（图13-16）。

①计算总人群中暴露/处理因素与研究结局的效应值，即总相对危险度（RR）或比值比（OR）。

②将研究资料按照混杂因素来进行分层，计算各层内暴露/处理因素与研究结局的效应值，即分层RR或OR值。

③判断各层之间的效应值是否一致，即判断层间RR或OR值是否相近。若各层之间的RR或OR值不一致，则不能合并，需要分层报告效应值。

④若各层之间的RR或OR值基本一致，则可以用Mante-Haenszel（MH）法计算合并的效应值，即调整混杂因素后的RR或OR值。

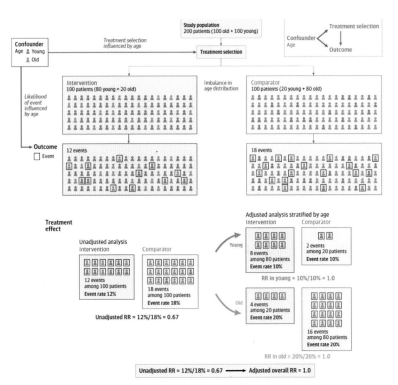

图13-16　混杂因素的处理–分层分析

该例子中，共有 200 个患者：100 个老年人和 100 个年轻人。

①干预组：80 名年轻人和 20 名老年人；其中有 12 名患者（8 名年轻患者和 4 名老年患者）发生结局事件。

②对照组：20 名年轻人和 80 名老年人；其中有 18 名患者（2 名年轻患者和 16 名老年患者）发生结局事件。

这里我们可以使用分层分析的方法来看，首先看年轻患者中，干预组结局事件发生率是 8/80 ＝ 10%；对照组结局事件发生率是 2/20 ＝ 10%；所以我们可以看出年轻患者中干预和对照两组间的 RR ＝ 10%/10% ＝ 1。

类似地，在老年患者中干预和对照两组间的 RR ＝（4/20）/（16/80）＝ 1，可见年轻患者和老年患者的这个 RR 是一致的。我们可以使用 Mantel–Haenszel 法计算合并的效应值，也就是调整混杂因素后的 RR 值，结果也是 1。

13.8.4.2　多变量分析

在研究中，通常可以构建一个多因素调整的回归模型，来探讨对结局有独立作用的影响因素。其中方程的因变量 y 为结局，自变量 x 包括研究者关注的暴露 / 干预因素（如药物、治疗方案、手术等），也包括其他可以影响结局的混杂因素（如年龄、性别、疾病分期等）。

图 13–17 是急性心肌梗死入院治疗的例子。有两个队列：Yes 队列是接受了心脏介入治疗的患者，No 队列是没有接受心脏介入治疗的患者。未调整混杂因素时，HR ＝ 0.37。是不是就说明这个接受介入治疗的风险就会更小呢？我们可以先看一下两组之间的差异，首先可以观察到 Yes 队列中，相对年轻组（65–74）有 64%，高出 No 队列许多，那么相应的 Yes 队列的老年人就更多。我们可以用这个多变量回归分析去控制它的混杂因素。调整之后HR ＝ 0.51。

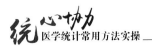
	No (n = 48 886)	Yes (n = 73 238)
Predicted 1-year mortality (AMI severity), mean (SD)†	32.3 (18.3)	20.9 (13.3)
Demographics		
Age range, y		
65-74	40.2	64.4
75-84	59.8	35.6
Men	49.7	58.4
Black	7.5	4.8
Social Security income ≥$2600	30.0	29.7
Comorbidities		
History of angina	44.1	49.9
Previous myocardial infarction	32.9	26.4
Previous revascularization	17.8	20.9
Congestive heart failure	27.2	10.4
Diabetes mellitus	36.6	28.6
Peripheral vascular disease	12.8	9.1
Chronic obstructive pulmonary disease	24.9	17.6
Smoker‡	16.1	18.0
AMI clinical presentation characteristics		
Non–ST-segment elevation AMI	41.8	38.9
Shock	1.9	1.5
Hypotension	3.5	2.3
Received CPR	1.8	1.6
Peak creatinine kinase >1000 U/L	29.1	32.4
Hospital characteristics		
Annual AMI volume >200 patients	20.1	30.4
Mortality§		
Died within 1 y	38.6	14.2
Died within 4 y	62.0	27.8

图 13-17 混杂因素的处理 – 多变量分析

在多变量分析时，首先要确认是不是已经识别出了所有与结局相关的预后因素。然后，要观察这些预后因素能不能被准确地测量，要尽量使用客观的指标，减少主观判断。表 13-6 也给出了常见的多变量回归模型。

表 13-6　常见的多变量回归模型

结局变量	单次测量		重复测量
	独立样本	聚集性样本（如多中心研究）	
两分类	Logistic 回归	多水平 Logistic 回归，广义线性混合模型（generalized linear mixed model，GLMM），广义估计方程（generalized estimating equations，GEE），条件 Logistic 回归	GLMM，GEE
连续性	线性回归	多水平线性回归，GLMM，GEE	GLMM，GEE
生存	Cox 比例风险回归	稳健方差 Cox 模型	
累计或计数	泊松回归	多水平泊松回归	

13.8.4.3　倾向性评分

介绍了分层和多变量分析的方法后，我们来介绍下大家常听到的倾向性评分。在观察性的数据中，由于不同基线条件的患者接受干预的概率不同，我们把依据逻辑回归得出的在不同基线协变量组合下被分配到治疗组的概率称为倾向性评分。基于倾向性评分也有 4 种不同的方法进行混杂因素调整：倾向性评分匹配、倾向性评分加权、倾向性评分分层和倾向性评分回归调整（图 13-18）。

倾向性评分加权是怎么去做的呢？我们基于逻辑回归模型基于患者基线计算出某患者被分配到干预组的概率很大，但是该患者却是对照组的患者，在后期统计时，会更看重这个患者提供的愈后信息。我们可以用该患者被分配到所属对照组的概率的倒数作为他的权重来进行加权，这样我们就可以使用传统统计方法对加权后样本进行统计，进而进行统计推断。

- 降维策略之一，由 Rosenbaum 和 Rubin 在1983年提出。

- 由于在观察性数据中，不同基线条件的患者接受干预的概率不同，我们把依据模型（常用logistic回归）得出的在不同基线协变量组合下被分配到治疗组的概率称为倾向性评分。

倾向性评分加权

对于每个样本，用模型算出的，基于其基线特征的，被分配到其所属干预组的概率的倒数进行加权。

- 若基于基线，某病人被分配到对照组的概率小，而该病人又恰好再对照组，则后期统计时，会更看重这个病人提供的愈后信息（权重大）。

- 可使用传统统计方法对加权后的样本进行统计，进而进行统计推断。

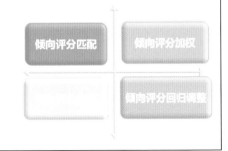

图 13-18 混杂因素的处理 – 倾向性评分

我们介绍一个使用倾向性评分加权的例子，其实这也是一个基于临床试验结合外部真实世界的对照证据来获得新适应证批准的案例。2014 年 12 月，Blincyto 被 FDA 有条件批准了费城染色体阴性复发或难治阳性 B 细胞前体 ALL 适应证。根据真实世界证据和临床试验结合证据，2018 年 3 月，FDA 批准急性 B 细胞前体 ALL（BCP-ALL）适应证。

案例：Blinatumomab（Blincyto®），结合临床试验和真实世界历史对照证据获批新适应性。

Study203 是一个 Ⅱ 期临床试验数据，Study148 是一个欧洲多中心、单臂、回顾性真实世界研究。这两个研究的研究人群很相似，并且有共同的研究关注点：微小残留病灶（minimal residual disease，MRD）。因此，就有了临床试验和真实世界研究的可结合性（图 13-19）。

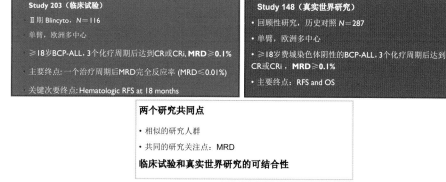

图 13-19　Study 203 和 Study148 的研究概况

Study203 这个 Ⅱ 期临床试验有 116 名患者，根据重新定义的纳排条件，剩余 113 人；在 Study148 这个真实世界研究中共有 287 人，根据重新定义的纳排条件，剩余 182 人。然后对两组患者根据稳定性逆概率加权方法计算出两组的有效样本量分别是：78.5 和 174.3（图 13-20）。我们看到它们都有一定的样本量损失。这里该结合试验的主要终点是：用 Blincyto 一个周期后，达到 MRD 完全反应的患者比例；次要研究终点是：RFS 和 OS。

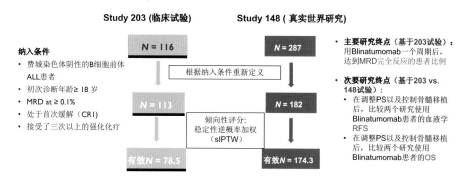

- 逆概率加权和稳定性逆概率加权对于疗效会有相同的点估计。
- 但由于基于稳定性逆概率加权的权重范围更广，加权后的有效性样本量会变大，一般该方法能得到比逆概率加权更窄的置信区间。

图 13-20　临床试验和真实世界研究

图 13-21 展示了使用稳定性逆概率加权方法调整前后，各协变量在两组间的平衡情况。从图中可以看出，调整后各基线协变量在两组间相对比较平衡。

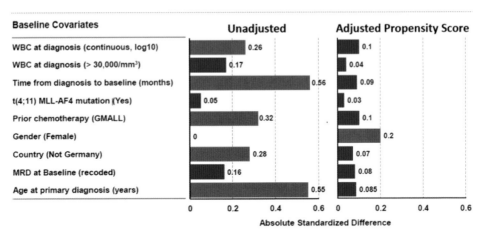

FDA 指南：使用倾向性评分时，需要提供倾向性评分模型的信息，以便评估模型的表现和与数据的匹配程度。

图 13-21　使用稳定性逆概率加权（sIPTW）方法进行倾向性评分调整后前后，各协变量的匹配情况

　　Study203 的主要终点 MRD 完全反应率是 77.9%（69.1%，85.1%），可以看出下限是高于预先设定的历史对照 44% 的（表 13-7）。

表 13-7　临床试验的主要终点结果

主要终点	203 试验（有效性分析集） N = 113 n（%）
MRD 完全反应率	88（77.9%）
（95% CI）	（69.1%，85.1%）

　　接下来我们再看次要终点：从图 13-22 中可以看出经倾向性评分加权调整后 Blincyto 组患者 RFS 显著获益，OS 也是有获益的。

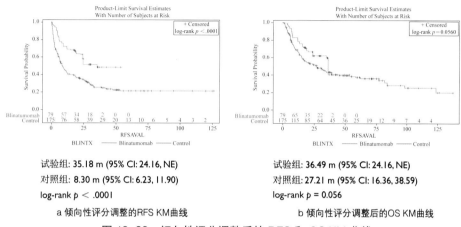

图 13-22　倾向性评分调整后的 RFS 和 OS KM 曲线

13.8.4.4　未测量混杂因素

VanderWeele 和 Ding 指出，p 值给出的是相关性的证据，而 E 值给出的是因果性的证据。

$$E\text{-value} = RR_{AY} + \left[RR_{AY} \times (RR_{AY} - 1)\right]^{1/2} 。 \qquad (13-1)$$

由前可知，在存在未被观测到的混杂因素时，我们基于观测到的混杂因素所估计的疗效是会有偏差的。那如何基于我们所估计的疗效来判断因果关系是否存在？VanderWeele 和 Ding 指出，若未被观测到的混杂因素对终点及对被观测到的混杂因素的影响大于 E 值时，因果关系就不成立了。例如：在研究吸烟与肺癌的发病率中，Hammond 和 Horn 估算基于被观测到的混杂因素调整后的两组相对风险为 10.73，但 Fisher 认为这其中存在着没有被观测到的重要混杂因素。因此，VanderWeele 和 Ding 计算了对于该相对风险的 E 值为 20.9。如果真有一个未被观察到的混杂因素存在，那么它对于终点的影响要达到吸烟的两倍，才有可能把吸烟与肺癌之间的因果关系抹去。VanderWeele 和 Ding 认为这是非常不可能的事件，因此分析所观察到的因果关系是可信的。

如果在真实世界研究中，怀疑存在有未测量的混杂因素的话，我们可以用 R 软件包去计算一个 E 值，看看存在这样一个未被观察到的混杂因素的可能性。

13.8.4.5 真实世界统计分析方法的本质

真实世界统计分析方法的本质，就是从被观察的数据（已知样本）到分层随机试验的调整。我们使用一些统计方法对已经观测到的混杂因素和未观测到的混杂因素进行一些调整后，会得到无限地接近整体真实人群的近似（图 13-23）。

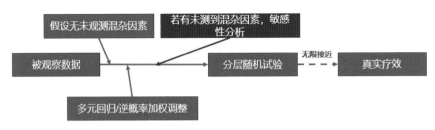

图 13-23　真实世界统计分析方法的本质

写在最后

总的来说，我们首先介绍了真实世界相关的概念，以及一些相关的全球的法规和指南，还有真实世界数据的一些使用场景，对真实世界研究中使用的统计方法也进行了简单的介绍和举例分析。

参考文献

[1] DAVID MARTIN. Real World Data Use in the U.S. FDA Perspective[EB/OL]. (2018-11-20)[2023-10-26]. https://laegemiddelstyrelsen.dk/da/nyheder/2018/temaarrangement-om-big-data-og-medicin/~/media/1053CAFEB7B3413CBDDD3B6D10E07810.ashx.

[2] Danish Medicines Agency. From Big Data to Real World Evidence Meeting [C].

[3] FISHER R A. Cancer and smoking[J]. Nature, 1958, 182(4635): 596-596.

[4] HAMMOND E C, HORN D. Smoking and death rates-report on 44 months of follow-up of 187,783 men. 2. death rates by cause[J]. Jama-journal of the American Medical Association, 1958, 166(11): 1294-1308.

[5] U.S. Food and Drug Administration. Considerations for the Design and Conduct of

Externally Controlled Trials for Drug and Biological Products[EB/OL]. [2023−10−26]. https://www. fda.gov/regulatory−information/search−fda−guidance−documents/considerations−design−and− conduct−externally−controlled−trials−drug−and−biological−products.

[6]　U.S. Food and Drug Administration. Submitting Documents Using Real−World Data and Real−World Evidence to FDA for Drug and Biological Products[EB/OL]. [2023−10−26]. https://www. fda.gov/regulatory−information/search−fda−guidance−documents/submitting−documents−using− real−world−data−and−real−world−evidence−fda−drug−and−biological−products.

[7]　U.S. Food and Drug Administration. Considerations for the Use of Real−World Data and Real−World Evidence To Support Regulatory Decision−Making for Drug and Biological Products[EB/ OL]. [2023−10−26]. https://www.fda.gov/regulatory−information/search−fda−guidance−documents/ considerations−use−real−world−data−and−real−world−evidence−support−regulatory−decision− making−drug.

[8]　U.S. Food and Drug Administration. Real−World Data: Assessing Registries to Support Regulatory Decision−Making for Drug and Biological Products Guidance for Industry[EB/OL]. [2023− 10−26]. https://www.fda.gov/regulatory−information/search−fda−guidance−documents/real−world− data−assessing−registries−support−regulatory−decision−making−drug−and−biological−products.

[9]　U.S. Food and Drug Administration. Data Standards for Drug and Biological Product Submissions Containing Real−World Data[EB/OL]. [2023−10−26]. https://www.fda.gov/regulatory− information/search−fda−guidance−documents/data−standards−drug−and−biological−product− submissions−containing−real−world−data.

[10]　U.S. Food and Drug Administration. Real−World Data: Assessing Electronic Health Records and Medical Claims Data To Support Regulatory Decision−Making for Drug and Biological Products[EB/OL]. [2023−10−26]. https://www.fda.gov/regulatory−information/search−fda−guidance− documents/real−world−data−assessing−electronic−health−records−and−medical−claims−data− support−regulatory.

[11]　U.S. Food and Drug Administration. Use of Electronic Health Record Data in Clinical Investigations Guidance for Industry[EB/OL]. [2023−10−26]. https://www.fda.gov/regulatory− information/search−fda−guidance−documents/real−world−data−real−world−evidence−rwdrwe.

[12]　U.S. Food and Drug Administration. Use of Real−World Evidence to Support Regulatory Decision−Making for Medical Devices[EB/OL]. [2023−10−26]. https://www.fda.gov/regulatory− information/search−fda−guidance−documents/use−real−world−evidence−support−regulatory− decision−making−medical−devices.

[13]　U.S. Food and Drug Administration. Real World Pragmatic Studies: Pharma Perspective and a Recent Example[EB/OL]. [2023−10−26]. https://www.fda.gov/files/drugs/published/Real− World−Pragmatic−Studies−−Pharma−Perspective−and−a−Recent−Example.pdf.

[14]　VANDERWEELE T J, DING P. Sensitivity analysis in observational research: introducing

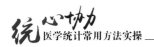

the E-value[J]. Annals of internal medicine, 2017, 167(4): 268–274.

[15] 国家药品监督管理局. 真实世界证据支持药物研发与审评的指导原则（试行）[EB/OL]. (2020–01–03)[2023–10–26]. https://www.nmpa.gov.cn/directory/web/nmpa/xxgk/ggtg/ypggtg/ypqtggtg/20200107151901190.html.

[16] 国家药品监督管理局. 真实世界研究支持儿童药物研发与审评的技术指导原则（试行）[EB/OL]. (2020–08–27)[2023–10–26]. https://www.nmpa.gov.cn/directory/web/nmpa////xxgk/ggtg/ypggtg/ypqtggtg/20200901104448101.html.

[17] 国家药品监督管理局药品审评中心. 用于产生真实世界证据的真实世界数据指导原则（试行）[EB/OL]. (2021–04–13)[2023–10–26]. https://www.cde.org.cn/main/news/viewInfoCommon/2a1c437ed54e7b838a7e86f4ac21c539.

[18] 国家药品监督管理局药品审评中心. 患者报告结局在药物临床研发中应用的指导原则（试行）[EB/OL]. (2021–12–27)[2023–10–26]. https://www.cde.org.cn/main/news/viewInfoCommon/c2f79c22e8678241b030c71523eb300c.

[19] 国家药品监督管理局药品审评中心. 罕见疾病药物临床研究统计学指导原则（试行）[EB/OL]. (2022–06–02)[2023–10–26]. https://www.cde.org.cn/main/news/viewInfoCommon/058e0d665b785e79b7f4f24dc1dc970c.

[20] 国家药品监督管理局药品审评中心. 药物真实世界研究设计与方案框架指导原则（试行）[EB/OL]. (2023–02–06)[2023–10–26]. https://www.cde.org.cn/main/news/viewInfoCommon/14aac16a4fc5b5841bc2529988a611cc.

[21] 国家药品监督管理局药品审评中心. 真实世界证据支持药物注册申请的沟通交流指导原则（试行）[EB/OL]. (2023–02–06)[2023–10–26]. https://www.cde.org.cn/main/news/viewInfoCommon/8b59a85b13019b5084675edc912004f1.

[22] 国家药品监督管理局药品审评中心. 以患者为中心的药物获益 – 风险评估技术指导原则（试行）. 以患者为中心的药物临床试验设计技术指导原则（试行）. 以患者为中心的药物临床试验实施技术指导原则（试行）[EB/OL]. (2023–07–27)[2023–10–26]. https://www.cde.org.cn/main/news/viewInfoCommon/42c008e28f7004cd19b73949142380bd.

[23] 李洪, 魏来, 郭晓蕙, 等. 真实世界研究伦理审查初探[J]. 中国循证医学杂志, 2018, 18(11): 1198–1202.

[24] 王雯, 高培, 吴晶, 等. 构建基于既有健康医疗数据的研究型数据库技术规范[J]. 中国循证医学杂志, 2019, 7: 763–770.

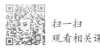 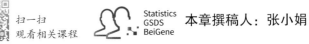

本章撰稿人：张小娟

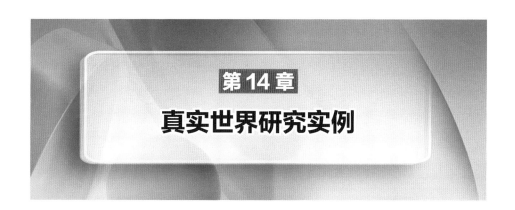

第14章
真实世界研究实例

14.1 真实世界证据在药物产品周期内的运用

图 14-1（Cave，2016）展示了 RWE 在药物的生命周期中可以提供的证据。与过去相比，现在采用 RWE 提供的证据在不断地增加，包括在药物研发阶段、药物上市及随后的成长阶段，以及成熟阶段。相对于提供其他方面的证据，支持监管决策时，RWE 的证据强度是最高的。这里，我们也将主要讨论支持监管决策的真实世界证据。

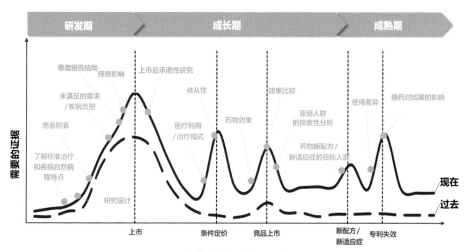

图 14-1　RWE 在药物的生命周期中可以提供的证据

14.2 真实世界证据支持监管决策的案例

本章总结 FDA 评审中用于支持监管决策的 RWS 案例，并以塞利尼索（selinexor）为具体案例进行分析供大家参考。最后，对 RWS 中的主要问题进行总结。

14.2.1 RWE 用于支持监管决策的 FDA 案例总结

Bhakti Arondekar（Arondekar et al., 2022）于 2022 年发表的一篇系统综述，总结了 2015—2020 年 FDA 公布的采用 RWE 支持肿瘤药物新药上市申请（新药生产上市注册申请 / 生物制品许可申请，NDA/BLA）的案例（图 14-2）。

Table 2. All oncology therapy approvals that included RWE on efficacy in submission package.

Therapy (year of approval)	FDA-recommended indication	FDA designations	RWE source	RWE purpose	Study population matched to trial	Primary endpoint	RWE used in decision	FDA comment
Avelumab (2017)	Adults and pediatric patients 12 years and older with metastatic Merkel cell carcinoma	Orphan Drug Fast Track Breakthrough Therapy Priority Review Accelerated Approval	iKnowMed EHRs and chart review	Contextualization	Yes	RECIST 1.1 ORR	Yes	Data are limited, subject to selection bias and other problems inherent in the use of an external historical control
Axicabtagene ciloleucel (2017)	Adult patients with relapsed or refractory large B-cell lymphoma of the following types after two or more lines of systemic therapy: DLBCL not otherwise specified, primary mediastinal large B-cell lymphoma, high-grade B-cell lymphoma with MYC and/or BCL2 and/or BCL6 rearrangement, and DLBCL arising from follicular lymphoma	Orphan Drug Breakthrough Therapy Priority Review Full Approval	Pooled patient data from two randomized phase III trials and two observational cohort studies	Contextualization	No	ORR, CR, OS	Yes	NA
Blinatumomab (2018)	BCP ALL in first or second complete remission with MRD greater than or equal to 0.1%	Orphan Drug Priority Review Accelerated Approval	Chart review of patients from ALL study groups in Europe	Contextualization and comparison	RWE part 1: no RWE part 2: Yes	Hematologic RFS	Yes	Results are confounded by the inclusion of patients with marrow remission but incomplete hematologic recovery, lack of comparability between groups in duration of follow-up
Entrectinib (2019)	Adult patients with metastatic NSCLC whose tumors are ROS1-positive	Orphan Drug Breakthrough Therapy Priority Review Full approval	Flatiron Health Analytic Database	Comparison	No	TTD	No	Data using Flatiron patients are unlikely to be generalizable to the entire population due to the low rate of ROS1 testing in clinical practice and resultant sensitivity and the high proportion of community-treated patients
Erdafitinib (2019)	Adult patients with locally advanced or metastatic urothelial carcinoma that has susceptible FGFR3 or FGFR2 genetic alterations, and progressed during or following at least one line of prior platinum-containing chemotherapy, including 12 months of neoadjuvant or adjuvant platinum-containing chemotherapy	Breakthrough Therapy Priority Review Accelerated Approval	Flatiron-FMI clinic-genomic database	Contextualization and comparison	No	OS, rwTR, rwDCR	No	Data were incomplete and key confounding factors were missing. Design issues included inconsistent exclusion criteria, differential selection of comparison groups, treatment misclassification, and incomplete capture of death

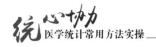

Table 2. All oncology therapy approvals that included RWE on efficacy in submission package. (Cont'd)

Therapy (year of approval)	FDA-recommended indication	FDA designations	RWE source	RWE purpose	Study population matched to trial	Primary endpoint	RWE used in decision	FDA comment
Palbociclib (2019)	Adult patients with HR-positive, HER2-negative advanced or metastatic breast cancer in combination with an aromatase inhibitor as initial endocrine-based therapy in postmenopausal women or in men; or fulvestrant in patients with disease progression following endocrine therapy	Breakthrough Therapy Full Approval	Flatiron Health Analytic Database	Contextualization	No	rwORR	Yes	Given the study design, comparisons are limited and difficult to interpret. Sample size was limited and no adjustments such as matching or propensity scores were used to support comparisons across the two cohorts
Polatuzumab vedotin-piiq (2019)	In combination with bendamustine and a rituximab product for the treatment of adult patients with relapsed or refractory DLBCL, not otherwise specified, after at least two prior therapies	Orphan Drug Breakthrough Therapy Priority Review Accelerated Approval	Literature review	Contextualization	No	ORR, CR	No	The literature places the results of the pivotal trial in context. In the control arm of the randomized phase II study, the ORR is approximately half that described in the literature for the same treatment. The outcomes in the pivotal trial raise the question of underperformance of the control arm
Selinexor (2019)	In combination with dexamethasone, for the treatment of patients with relapsed refractory multiple myeloma who have received at least four prior therapies and whose disease is refractory to at least two proteasome inhibitors, at least two immunomodulatory agents, and an anti-CD38 monoclonal antibody	Orphan Drug Fast Track Priority Review Accelerated Approval	Flatiron Health Analytic Database	Comparison	No	OS	No	There were database selection criteria issues, index date issues leading to immortal time bias, and comparability issues
Avapritinib (2020)	Adults with unresectable or metastatic GIST harboring a $PDGFR\alpha$ exon 18 mutation, including $PDGFR\alpha$ D842V mutations	Orphan Drug Fast Track Breakthrough Therapy Priority Review Full approval	Chart review of patients	Contextualization	No	ORR, DOR, PFS	Yes	Patient data were collected over a relevant time period; data were collected only at centers where high-quality mutational analysis was done routinely to minimize the potential for confounding

Table 2. All oncology therapy approvals that included RWE on efficacy in submission package. (Cont'd)

Therapy (year of approval)	FDA-recommended indication	FDA designations	RWE source	RWE purpose	Study population matched to trial	Primary endpoint	RWE used in decision	FDA comment
Capmatinib (2020)	Treatment of adult patients with metastatic NSCLC whose tumors have a MET exon 14 skipping mutation that leads to MET exon 14 skipping as detected by an FDA-approved test	Orphan Drug Breakthrough Therapy Priority Review Accelerated Approval	Chart review	Contextualization	No	ORR	Yes	The FDA cannot independently verify results based on the incomplete data submitted. FDA agreed that the RWE study provided an estimate of disease natural history. RWE findings are clinically significant and fill an unmet medical need in the context of the limited treatment options available for this difficult-to-treat population
Tafasitamab (2020)	In combination with lenalidomide for the treatment of adult patients with relapsed or refractory DLBCL not otherwise specified, including DLBCL arising from low-grade lymphoma, and who are not eligible for ASCT	Orphan Drug Fast Track Breakthrough Therapy Priority Review Accelerated Approval	Health records from patients in the USA and Europe	Comparison	Yes	ORR, CR	Yes	The FDA "generally agrees" with the real-world study design but notes that choice of covariates to include in the matching may not be fully sufficient and covariates in the matched cohorts are not well-balanced. The FDA did not consider endpoints that were different between the clinical trial setting and clinical practice on they were measured. The FDA also claims that the potential for outcome misclassification exists due to lack of IRC-assessed response
Tazemetostat (NDA 211723) (2020)	Adults and pediatric patients ages 16 years and older with metastatic or locally advanced epithelioid sarcoma not eligible for complete resection	Orphan Drug Fast Track Priority Review Accelerated Approval	Chart review of patients from five centers in the USA	Contextualization	No	rwORR	No	The protocol does not provide adequate detail on quality of data, validity of endpoint assessments, and design choices. The study population did not match the trial inclusion factors including inclusion criteria. The FDA did not consider rwORR to be comparable with ORR as assessed in a clinical trial

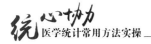

Table 2. All oncology therapy approvals that included RWE on efficacy in submission package. (Cont'd)

Therapy (year of approval)	FDA-recommended indication	FDA designations	RWE source	RWE purpose	Study population matched to trial	Primary endpoint	RWE used in decision	FDA comment
Tazemetostat (NDA 213400)	Adult patients with relapsed or refractory FL whose tumors are positive for an *EZH2* mutation as detected by an FDA-approved test and who have received at least two prior systemic therapies; adult patients with relapsed or refractory FL who have no satisfactory alternative treatment options	Orphan Drug Fast Track Priority Review Accelerated Approval	Patients' medical records and institute database from four major cancer centers in the USA and Europe	Contextualization	No	ORR, PFS, OS	No	Key design elements and variables were missing from the report, which raised concerns about generalizability, misclassification, potential selection bias, and confounding bias. All the outcome evaluations were conducted as crude analyses without adjustment for confounding factors or potential effect modifiers

图 14-2　FDA 公布的采用 RWE 支持肿瘤药物新药上市申请（NDA/BLA）的案例

14.2.2　案例：selinexor

14.2.2.1　案例背景

selinexor 是一种口服核输出蛋白 1（XPO1）抑制剂，与地塞米松（dexamethasone）联合用于已经接受了至少三线治疗的复发性难治性多发性骨髓瘤（relapsed and refractory multiple myeloma，RRMM）患者。申办方递交的 NDA 报告主要基于Ⅱb 期临床试验 KCP-330-012（STORM）的第 2 部分。STORM 是一个多中心、开放标签、单臂试验，旨在评估 selinexor 与 dexamethasone 联合治疗复发 / 难治多发性骨髓瘤（RRMM）患者的效果。第 2 部分共登记了 123 名 RRMM 患者，主要终点是总体响应率（ORR），关键的次要终点包括响应持续时间（DOR）、无进展生存（PFS）和总体生存（OS）。疗效分析基于包含 122 名患者的改良意向治疗（modified intent-to-treat，mITT）人群，ORR 为 25.4%（95%CI：18.0% ～ 34.1%），DOR 中位数（$N = 31$）为 4.4 个月（范围：0.8 ～ 9.0）。

由于 STORM 是评估 selinexor 和 dexamethasone 组合的单臂试验，而历史研究表明，高剂量 dexamethasone 在 RRMM 患者的 ORR 为 10% ～ 27%，并且Ⅰ期试验中，并未证明 selinexor 对于 RRMM 的单一剂活性，所以很难在STORM 联合治疗结果中分离出 selinexor 的治疗效果。因此采用真实数据（RWD）的分析作为辅助材料。

14.2.2.2　RWS 证据部分

申办方尝试用基于电子健康记录（EHR）的真实世界研究（KS-50039）作为历史对照衡量 OS。研究 KS-50039 是基于 Flatiron 的健康分析数据库（family health administration database，FHAD）的回顾性观察研究，目标是选取与 STORM 第 2 部分人群类似的人群，比较两者的 OS 结果。

在 RWS 材料递交审查之后，FDA 认为：

①由于在进行研究之前，申办方没有向 FDA 提交用于 selinexor RWD 分析的方案或 SAP。因此 FDA 无法确定方案和 SAP 在数据选择和分析过程中是否预先指定的且未更改。

②RWS 有重大的方法问题，包括：选择偏差、分类错误、混淆、数据缺失。

③ RWS 的 OS 估计方法与 STORM 第 2 部分中的 OS 估计方法不对等。

因此，基于上述两个单臂（来自 STORM 第 2 部分和 RWS）的差异，所得到的 OS 估计不可比。

在 FDA 的审评报告中，对于 RWS 分析的问题，包括以下 4 个方面。

（1）患者入排差异

① STORM 研究纳入的患者为五重暴露（penta-exposed）[1] 并且对三类药物难治（triple –class refractory）[2]；而在 FHAD 部分仅为 penta-exposed。

②预期寿命少于 4 个月的患者被排除在 STORM 试验之外，而 FHAD 人群没有该排除标准。这一差异使得 STORM 数据相对于 FHAD 队列具有更长的预期 OS。

（2）生存时间偏倚（immortal time bias）

指标日期（index date）是指 OS 计算的起点。RCT 中对已知和未知混淆因素的随机，弱化了 index date 定义给疗效结果解读带来的偏差。但在不同试验的单臂比较时，该定义会直接影响 OS 的解读。

在 STORM 研究中，index date 定义为在 selinexor 治疗之前的最后一线治疗的疾病进展日期；而在 FHAD 中定义为 penta-exposed 后进行的治疗方案的结束日期。因此"immortal time"即是上一线治疗失败到研究随机的时间。

在申请材料中并没有显示这一时间是多少，但是通过 STORM 研究原始的 OS KM 曲线图可以看出大约有 1.2 个月的时间（见框出部分）没有死亡事件发生。而在这个时间段中，大约有 22% 的 FHAD 患者有死亡事件发生或者被删失。因为这两个时间定义的不一致使得 OS 的结果有偏差（图 14-3）。

---

[1] 包括 PI、IMiD、其他治疗方式［如 anti–CD38、嵌合抗原受体 T 细胞免疫疗法（chimeric antigen receptor T–cell immunotherapy，CAR–T）］、化疗和移植。

[2] 对 PI、IMiD 和 anti–CD38 这三类药物耐药。

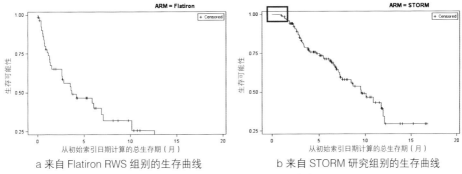

a 来自 Flatiron RWS 组别的生存曲线　　　b 来自 STORM 研究组别的生存曲线

图 14-3　未调整索引时间的生存曲线

（3）基线可比性

两个臂的基线的不一致对疗效的比较有影响，但影响的方向可能是不确定的。

①身体状况：STORM 中健康到足以参加临床试验的患者 vs. 可能不能接受额外治疗的 FHAD 患者（27/64 FHAD 患者没有后续治疗）。

可能的影响 1：未能通过当前治疗但又没有得到其他治疗的患者对总体存活率的期望可能较低。

可能的影响 2：可能更类似于 STORM 队列的参加临床试验的患者是被明确排除在 FHAD 队列以外的。

② ECOG：虽然申请人排除了患有 ECOG > 2 的 FHAD 患者，但 31% 的 ECOG 分数缺失的患者与 ECOG = 0 的患者合并。

可能的影响：与 STORM 队列相比，FHAD 队列可能包括更多 ECOG 评分更差的患者，偏向较短的生存。

③ STORM 队列比 FHAD 队列有更长的预先治疗，初始诊断中位数：78 个月 vs. 42 个月。

可能的影响 1：可能得出 STORM 队列有更差的预后。

可能的影响 2：也可能 STORM 队列已经耗尽了易患早期死亡的患者，存活时间较长的患者在治疗期间也可能存活更长时间。

（4）统计假设未被满足

申办方使用了倾向性评分（propensity score，PS）来调整各个患者的权重，但是该方法所需的统计假设并未被满足。

①充分的预测因素：如从诊断到索引日期的时间，index date 之前的干细胞移植没有被包含在 PS 模型中。

②治疗可及性（positivity）：在真实世界中，对于所研究的疾病人群中的任一患者，接受两种治疗的概率均大于 0。若数据中有一个亚组患者根本不可能接受 A 或 B 的治疗，则应该剔除。STORM 中包含健康到足以参加临床试验的患者，而 FHAD 患者可能不能接受额外的治疗。

14.2.2.3　RWE 矫正

针对以上情况，申办方对 RWD 的分析进行矫正。包括：

①重新定义 index date：对于 STORM 患者，定义为 selinexor 启动的日期；对于 FHAD 患者，定义为患者完成 penta-exposed 且 triple-class refractory 后的下一个治疗的开始日期。

②FHAD 人群应局限于能够接受积极抗骨髓瘤治疗的人群内。因此，申办方使用剩下的 64 个 STORM 和 37 个 FHAD 患者数据更新数据集并进行敏感性分析。FDA 对数据进一步矫正。

③FHAD 数据（$N = 37$）中仍有未纳入的纳排标准，如实验室相关的指标等。

④在调整时，几个或者所有因素应该一起调整。

当修改数据集以满足上述条件时，FHAD 符合条件的患者人数仅为 $N = 13$。由于数据集太小，已经不具有代表性，且不具有足够的把握度去检验治疗之间的差异。

14.2.3　EHR 数据生成对照案例关注点的总结

综上，在 RWE 中，EHR 是常用来源，对于采用 EHR 数据形成对照的案例，需要的关注点总结如图 14-4 所示。

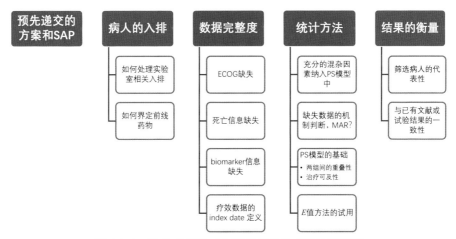

图 14-4　EHR 数据生成对照案例关注点的总结示意

14.2.4　ESTIMAND 框架下的 RWS 要点

根据上述案例的 FDA 评审材料中对 RWS 部分的意见，将 RWS 中需要注意的地方放在估计目标（ESTIMAND）框架下进行总结（图 14-5）。

①目标人群（population）：包括目标人群不一致、人群的错误分类，以及选择偏倚。

②治疗（treatment）：包括药物剂量的不同，以及选择偏倚。

③终点（endpoint）：有效性和安全性终点评价的标准和时间点不同，随访时间不同，以及生存时间偏倚（immortal time bias）。

④伴发事件（intercurrent event）：相对于 RCT 研究，RWS 中伴发事件更多样。除了 RCT 中常见的因安全性、不耐受性、缺乏疗效等引起的伴发事件和终点伴发事件（如死亡）外，还需要考虑因患者行为因素（如患者对治疗的偏好、治疗的便捷性、医患关系等）和非行为因素（如医保政策的调整影响现在接受的治疗药物、健康状况改善等）导致治疗中断的伴发事件，它们对疗效的影响是不同的。

⑤群里层面汇总（summary measure）：如样本量太小、数据缺失、混杂因素等。

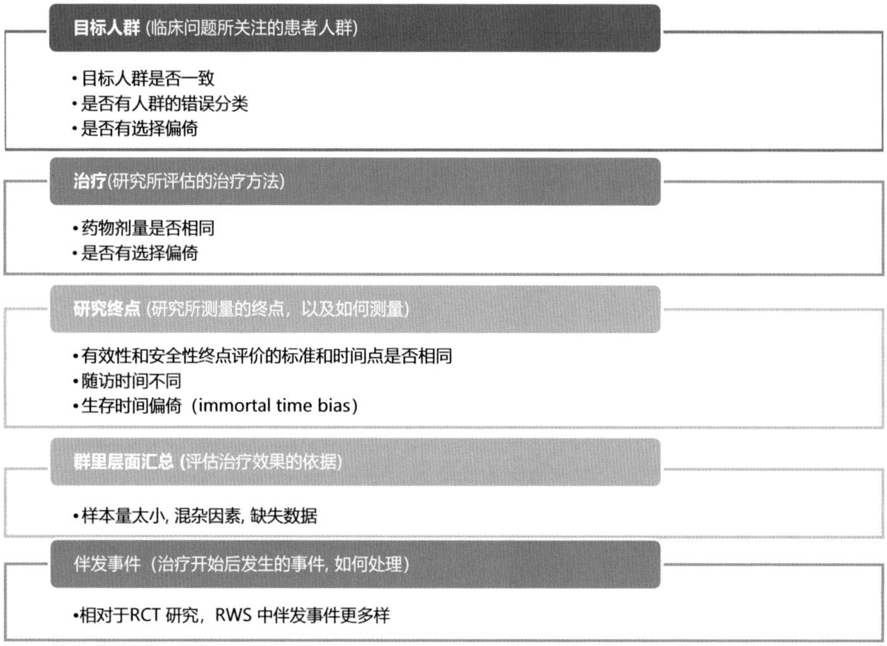

图 14-5　ESTIMAND 框架下 RWS 注意事项总结

14.3　RWS 用于监管决策的研究设计

14.3.1　采用 RWS 进行研究设计中的统计考量

在采用真实世界数据进行注册试验或者注册后确证性试验的研究设计时，以生存变量为主要终点的研究在开展时难度较大，在试验设计时需要更多的统计考量。下面介绍 RWS 研究设计的一些考虑点，特别是生存变量为主要终点的情况。

14.3.1.1　终点在真实世界内是否可测

在进行研究设计时需要考虑研究终点，特别是与有效性相关的研究终点，需要考虑其在真实世界临床实践中是否可以获取，主要包括以下 4 点：

①是否是实际临床操作中采集的主要终点。这一点普遍不是生存终点所特有的问题。一些有效性生物标志物指标，不一定是临床常规采集的，如对于微卫星不稳定性（microsatellite instability，MSI）状态的判定或针对错配修复

（mismatch repair，MMR）基因相关蛋白的检测，在结直肠癌患者中常规推荐开展，但在食管癌和胃癌等肿瘤中目前仍未常规进行。

②实际的临床事件报告是否会有滞后。例如，预防性治疗，依赖患者主动汇报事件，事件第一次汇报时间可能比临床试验中通过影像学检查发现更晚，程度更严重。

③真实世界中疾病进展时刻是否清晰。如果是用过医疗记录来判断疾病进展，医疗记录可能会反复，特别是以实验室指标为共同参照标准时。

④所用数据源是否支持终点生成。例如，如果只有医保数据，可能不能真实反映医疗事件严重程度，因为它更多的是医疗费用的信息。

14.3.1.2　药物使用时间变短的影响

在真实世界中，因为受到经济条件、治疗规范性以及依从性等各种因素的影响，药物使用的时间很可能比临床研究中更短，这可能使研究脱落率增加、疗效下降。对不同类型的药物，影响大小不同，对于治疗惰性肿瘤的药物或者肿瘤相关预防药物，用药时间受真实世界因素影响越大，疗效结果受影响的程度越大。

表 14-1 通过模拟数据来展现用药时间变短对研究设计中样本量的影响。在相同的研究假设下，对于治疗进展快速的肿瘤治疗药物，受影响程度较小，

表 14-1　用药时间变短对研究设计中样本量的影响

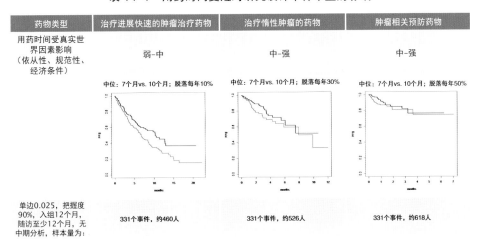

药物类型	治疗进展快速的肿瘤治疗药物	治疗惰性肿瘤的药物	肿瘤相关预防药物
用药时间受真实世界因素影响（依从性、规范性、经济条件）	弱-中	中-强	中-强
	中位：7个月 vs. 10个月；脱落每年10%	中位：7个月 vs. 10个月；脱落每年30%	中位：7个月 vs. 10个月；脱落每年50%
单边0.025，把握度90%，入组12个月，随访至少12个月，无中期分析，样本量为：	331个事件，约460人	331个事件，约526人	331个事件，约618人

患者脱落率可能仅为 10%，则样本量需要 460 名患者；而对于预防作用的药物，受影响程度较大，可能导致患者脱落率达到 50% 甚至更高，则样本量需要 618 名患者。

14.3.1.3 肿瘤评价间隔的影响

生存终点会受到肿瘤评价频率的影响。例如，同样的治疗方案和人群，在真实世界中 8 周进行一次肿瘤评估，在临床试验中 6 周进行一次肿瘤评估。如果疾病进展的时间约为 17 ～ 25 周，那么在真实世界中疾病进展的中位数约为 24 周，而在临床试验中，疾病进展的中位数约为 18 周（图 14-6）。因此，在真实世界研究设计前，可以从临床数据中进行模拟，掩盖掉一些评估，再估计真实世界可能的生存情况。

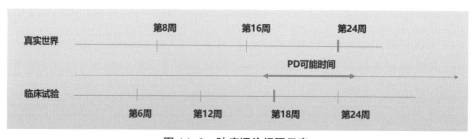

图 14-6　肿瘤评价间隔示意

14.3.1.4 非随机对照试验的基线调整

由于大部分真实世界研究为非随机的研究设计，研究组和对照组可能会出现基线不均的情况，因此，在进行疗效比较之前，需要对基线进行调整，具体调整方法参见"第 13 章 真实世界证据概述"中"混杂因素的处理"部分。

在进行非随机对照的研究设计时，需要考虑基线调整对样本量的影响。通常，基线调整后样本量都会有一定的折损，折损情况与基线不均的个数和程度有关。下面是笔者根据既往经验的一些简单总结，供大家粗略预估时参考，具体的折损情况需要根据具体数据进行估算。

①非常少量的不均衡，例如 10 个基线变量中有 1 ～ 2 个不均衡，可能损失 5% ～ 15% 的样本量。

②少量的不均衡，如 10 个基线变量中有 3 ～ 4 个不均衡，可能损失 15% ～ 25% 的样本量。

③中量的不均衡，如 16 个基线变量中有 8 个不均衡，可能损失 50% ～ 75% 的样本量。

④更多量的不均衡，不建议调整。

14.3.2　RWE 应用场景

在 2020 年国家药监局发布的《真实世界证据支持药物研发与审评的指导原则（试行）》中明确指出了以下应用范围：

①为新药注册上市提供有效性和安全性的证据。

②为已上市药物的说明书变更提供证据。

③为药物上市后要求或再评价提供证据。

④名老中医经验方、中药医疗机构制剂的人用经验总结与临床研发。

因此，采用 RWE 可以支持药物监管决策的场景，涵盖了上市前临床研发和上市后评价等多个环节，特别是肿瘤药物、罕见病药物、儿童药物以及中药等研发。下面将选取 2 个常见的场景来阐述。

14.3.2.1　为药物上市后要求提供证据

根据 FDA 网站（Administration，2016），上市后研究（postmarketing study，PMS）包括：上市后要求（postmarketing requirement，PMR）研究为申办方根据法规要求进行的研究和临床试验；上市后承诺（postmarketing commitments，PMC）研究为申办方同意进行的研究或临床试验，但并不是法律或法规要求的。两者都可以在药物获批或获批后发布。可以采用上市后药物在现实世界中使用的数据对真实世界研究进行支持。相比于传统临床研究，比较如表 14-2 所示。

表 14-2　RCT 和 RWS 在药物上市后研究中的差异比较

	RCT	RWS
科学性	①与Ⅱ期相同的治疗和人群 ②对于之前接受过治疗的患者，干预性研究的科学价值降低	可以了解真实世界中研究药物的有效性和安全性以及治疗模式
临床实践	①在通过医保后，患者得到研究药物大大增加 ②在加速审批通过之后，干预性研究的启动会落后于临床实践	临床实践的多样性，免疫治疗和化疗仍然是有效的治疗选项
时间	需要考虑入组速率，时间可能会很长（至少5年）	根据数据采集的方式不同，有一定的灵活性
结果的解释	标准，容易解释	更难解释，因为引入了更多的混杂
预算	较高	较低
其他因素	研究者以及研究中心的选择	数据质量和合规性

14.3.2.2　为罕见病药物提供证据

对于缺乏有效治疗措施的罕见病，由于病例稀少、招募困难，RCT 可能难以实施，而且开展传统 RCT 可能存在伦理问题。因此，可以考虑采用基于 RWD 作为外部对照的单臂临床试验，提供有效性和安全性证据。

另外，RWD 特别是疾病登记库研究，可以进行疾病自然发展研究，对疾病有更深的理解，帮助：①定义疾病人群，包括疾病特征、人群，以及重要的亚型；②理解和补充临床研究中的重要元素，如入排标准、试验时间长度；③选择临床终点，制定敏感性分析的指标以及结局相关的指标；④识别新的或者验证已有的生物标志物，可以删选更有可能出现反应的受试者，以及尽早发现安全问题，提供疗效支持证据。在某些情况下，还可以采用生物标志物作为替代终点。

14.4　真实世界研究路径的可行性

2023 年 2 月，国家药监局药审中心发布的《药物真实世界研究设计与方案框架指导原则（试行）》中指出：在进行研究设计前，需要对采用真实世界研究路径的可行性进行评估，包括但不限于以下考虑：①传统 RCT 是否不可行；②是否有比 RCT 更好或可替代的研究路径；③真实世界数据是否足以支持将要开展的研究。无论是数据的质量还是数量（样本量）应均能支持统计分析并产生真实世界证据；④该项真实世界研究在药物研发中的定位，明确该研究所形成的证据在整个证据链中的作用。

14.5　RWS 方案框架

在准备真实世界的研究设计时，我们建议分三步进行。

①第 0 阶段（探索性，样本量基于可行性以及时间要求而定）：衡量主要疗效终点在所用真实世界数据源内的可复制性。

（a）通过文献总结、回顾性分析来保证主要终点可重复，检测原始数据的完整性和可靠性（专家评审的一致性）。

（b）如果不可重复，是否可以找到合适的替代终点，并衡量替代终点相对于原始终点的"替代性"。

②第 1 阶段（探索性，样本量基于可行性以及时间要求而定）：促进理解试验药物在中国大陆患者中的获益 / 风险特征。

（a）描述试验药物和对照药物在目标患者中的使用情况。

（b）评估使用试验药物和对照药物的患者之间预后因素（如基线特征）的可比性。

（c）描述使用试验药物患者中需特别关注的不良事件的发生率（adverse event of special interest，AESI）。

③第 2 阶段（含有有效性相关的样本量估算）：在目标患者中评价研究药物和对照药物的有效性 / 疗效。

当确认了采用比较疗效的观察性研究时，图 14-7 所示的方案设计大纲可供参考。

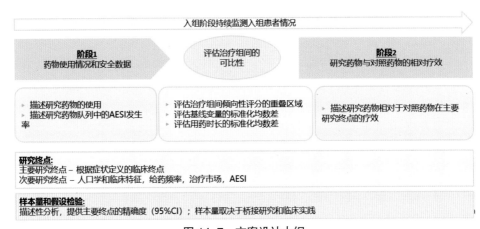

图 14-7　方案设计大纲

在进行具体的研究设计时，建议从以下 8 个方面进行考量（图 14-8）。其中，对于终点的选择、对照的选择以及试验设计，在后面提供进一步思考供大家参考。

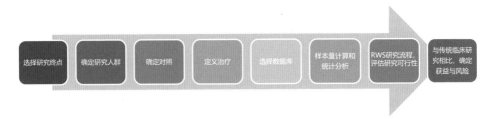

图 14-8　RWS 设计考量要点

14.6　RWS 总结和展望

14.6.1　终点

14.6.1.1　终点的选择

研究终点的选择是基于不同的受众，如监管机构、卫生技术评估机构（Health Technology Assessment，HTA）、医保管理机构，政府、医生或患者也许有不同的答案。

①对于患者：研究终点的选择是实际的获益，寿命更长（OS），感觉更好（多采用患者报告结局"patient-reported outcome，PRO"衡量）。

②对于医保管理：研究终点的选择是药物的增量成本效果比（incremental cost effectiveness ratio, ICER）。

③对于监管机构：研究终点的选择是疗效安全性和未被满足的临床需求的权衡（常采用整体证据"totality of evidence"进行衡量）。

随着真实世界数据研究的发展，被 RWE 补充或拓展的 RCT 有潜力为上述更大的受众生成证据。

①药物研发加速 / 竞争激烈，患者需求强烈，更多的试验在以替代指标作为临床试验的最终指标获批上市。

②在临床试验中获取主要终点的方式在临床实践中不适用。

14.6.1.2　RCT 和 RWE 终点匹配程度

Robert（LoCasale et al., 2021）对各个领域的研究终点是否容易在真实世界中被捕捉到进行了总结（图 14-9）。许多治疗领域已经具有某种程度的共性，终点本身直接反映患者获益和常规临床实践，例如，心血管领域内心肌梗死，心脏失败和死亡率。事实上，大部分已经被证明的 RWD 价值就体现在这些方面，而需要进一步探索的是那些还没有达成高度一致的领域：

①癌症领域的试验中的 ORR、PFS 和真实世界中的 OS。

②进一步去探索其他替代指标，如至药物中断时间（time-to-discontinuation，TTD）或至下一线治疗时间（time-to-next-treatment，TTNT）。

③拓展 PRO 的使用，更多地从以患者为中心出发。

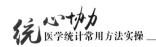

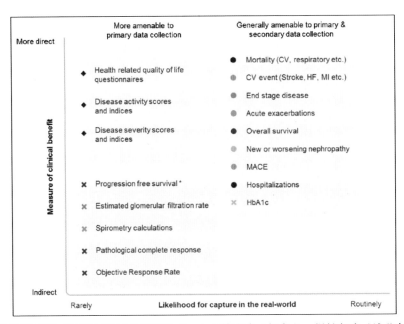

注：不同的研究表示不同领域的常用终点：心血管疾病（橙色），慢性肾病（浅蓝色），糖尿病（黄色），肿瘤（深蓝色），呼吸系统疾病（绿色），通用的疾病评估（黑色）。

图 14-9　通过真实世界中的可用性和临床效益评估临床试验终点

14.6.2　重新定义历史对照的使用方法

目前我们常用的方法是选择历史对照进行匹配，但常常会因为各种原因，如数据库的限制、数据的质量等，而无法选择一个高品质的历史对照。因此，Mercedeh 等学者（Ghadessi et al., 2020）对历史对照的设定有了新的思考，提出了是否可以设计当前研究接近所选的历史对照，如入排标准、研究设计类型、已知的预测因素、研究质量，选择最近被使用过的对照研究，使用同期历史对照或者分析中调整偏差。同时提出了对照使用决策图（图 14-10），以供设计对照组时参考。

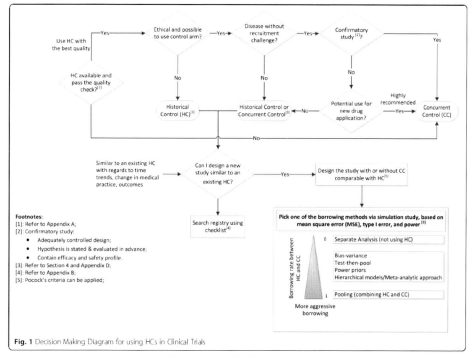

图 14-10　对照使用决策图

14.6.3　试验设计

模仿目标临床试验（target trial emulation）是一种真实世界研究方法，即基于现有的真实世界数据，模仿一个良好的 RCT 设计，产生一个真实世界研究的子集，通过因果推断得出研究结论。《药物真实世界研究设计与方案框架指导原则（试行）》中也提出了这一方法。

例如，RCT DUPLICATE 项目（Moreno-Betancur, 2021; 石舒原等，2022）利用了 3 个医疗索赔数据模拟了 30 个 RCT 研究评估 RWE 和 RCT 的疗效是否存在差异，如若存在差异，则进一步探索差异的大小以及产生的原因，便于充分考虑潜在的相关因素，以帮助决定 RWE 是否可以用于支持监管决策。

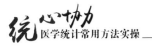

参考文献

[1] ARONDEKAR B, DUH M S, BHAK R H, et al. Real-world evidence in support of oncology product registration: a systematic review of new drug application and biologics license application approvals from 2015 - 2020[J]. Clinical cancer research, 2022, 28(1): 27-35.

[2] CAVE A. What are the real-world evidence tools and how can they support decision making?[EB/OL]. (2016-11-22)[2023-10-26]. https://www.ema.europa.eu/en/documents/presentation/presentation-what-are-real-world-evidence-tools-how-can-they-support-decision-making-dr-alison-cave_en.pdf.

[3] GHADESSI M, TANG R, ZHOU J, et al. A roadmap to using historical controls in clinical trials-by Drug Information Association Adaptive Design Scientific Working Group (DIA-ADSWG)[J]. Orphanet journal of rare diseases, 2020, 15(1): 1-19.

[4] LOCASALE R J, PASHOS C L, GUTIERREZ B, et al. Bridging the gap between RCTs and RWE through endpoint selection[J]. Therapeutic innovation & regulatory science, 2021, 55: 90-96.

[5] MORENO-BETANCUR M. The target trial: a powerful device beyond well-defined interventions[J]. Epidemiology, 2021, 32(2): 291-294.

[6] U.S. Food and Drug Administration. Postmarketing Requirements and Commitments: Introduction. Guidance, Compliance, & Regulatory Information[EB/OL]. (2016-01-12)[2023-10-26]. https://www.fda.gov/drugs/guidance-compliance-regulatory-information/postmarket-requirements-and-commitments.

[7] 石舒原, 刘佐相, 赵厚宇, 等. 真实世界证据与随机对照试验: RCT DUPLICATE 项目启动, 实施, 进展解读与启示 (一)[J]. 中华流行病学杂志, 2022, 43(11): 1828-1834.

 扫一扫
观看相关课程

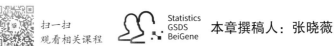 **本章撰稿人：张晓薇**

第15章
临床前科研中的统计方法和应用

15.1 医药行业临床研究和临床前研究中统计学的作用

通俗地讲，统计学是一门收集、整理、展示、分析、解释、表述数据的学科。这里面需要特别注意的是，数据分析只是其中的一部分，从数据收集开始就应该有统计学的思维和考量：针对你想要回答的问题，需要收集哪些数据，如何来收集这些数据等等。如果没能收集到适合的数据，那么后续的分析也无法达到目的。同样，对数据本身和分析结果的展示方式，如图形、表格、动画等方式，也需要考虑展示信息的完整性、准确性。最后是结果的解读。很多常用的统计概念，如p值（p-value）、风险比（hazard ratio，HR）、优势比（odds ratio，OR）和置信区间（confidence interval），都需要结合数值结果和具体问题假设等，才更有价值。

从科学的角度讲，统计学就是一门研究不确定性的科学。针对确定的问题和目标，比如，通过动物实验来估计某种试验药物在该动物模型中的平均疗效，其不确定性体现为，我们无法完全确定该实验中计算出来的平均值就是该药物疗效的实际平均值，重复同样的实验，所获平均值也往往会不一样，统计学就是要定量地研究这个不确定性到底是多少。如何去计算这个不确定性呢？就需要基于一些合理的假设，用到相应的公式，得到置信区间，而这些公式都是确定的，得到的结果也是确定的。从这个角度说，统计学是用确定的方法，来研究不确定性。

在医药行业的应用中，统计学是量化决策支持的工具。通过对不确定性的分析，以一种定量的方式，而不仅仅是描述性的语言，来为决策者做决策提供帮助。临床和临床前研究中，统计学的基本原则和方法都是相通的，但两者应用的场景和要解决的问题不同，不确定性的体现方式和分析方式也随之不同。

在临床研究中，如Ⅲ期确证性临床试验，核心问题之一就是实验药物是否有效，即实验药物的平均疗效是否高于对照药物的平均疗效。同一种药物在不同的单个患者身上的疗效是不一样的，也就是不确定的；随机选取一组患者接受同一种药物的治疗来计算平均疗效，不同组得到的平均疗效也是不一样的，即是不确定的。由于这些不确定性的存在，监管机构做"是否批准该实验药物上市"这一决策时就必然存在犯错误的可能性，其中的一类错误，就是指批准了没有疗效的实验药物上市。统计学可以通过研究这些不确定性，来量化犯一类错误的风险，如果这个风险很大，监管机构就会倾向于拒绝该药上市；如果这个风险很小，且小于我们事先确定的阈值，监管机构就会倾向于批准该药上市。

在临床前研究中，会针对特定的药物靶点来设计高通量分子筛选（high throughput screening，HTS）的体外检测（in vitro assay）手段，使大量的分子被检测，其中有活性的分子会被筛出来做进一步的研究。这里面的检测结果是不确定的，因为同样的分子在不同的时间、不同的批次中被检测，得到的活性读数是不一样的，即便是在同一个批次的检测中，把同样的分子加在不同的复孔里，读数也是不一样的。由于这个不确定性的存在，筛查的结果就存在错误的可能性，有可能错过了有活性的分子，也有可能留下了没有活性的分子。统计学的工具就是通过研究这些不确定性，来帮助科学家制定分子筛选方案，控制出现错误的风险。

15.2 体外检测中统计学的作用

体外检测是一个很广的概念，包括了多种不同检测技术，如核酸检测（RT-PCR）、基因芯片（microarray）、二代测序（next generation sequencing）、流式细胞术（flow cytometry）、酶联免疫吸附测定（enzyme-linked immunosorbent assay，ELISA）、高通量分子筛选（high throughput screening）等。这些不同的检测技术的生命周期（life cycle）是相通的，大体上可以分为4个阶段：设计（design）、优化（optimization）、验证（validation）、分析（analysis），在每一个阶段中统计学都发挥着重要的作用，下面我们以 HTS 为例具体说明。

15.2.1　设计和优化

这里主要应用的统计学方法是实验设计（design of experiment，DOE）。对于一个新的检测（assay），可能有很多种因子（factor）会对实验结果产生影响，如溶液的 pH 值、细胞培养时间、样品稀释浓度等；同时，针对每一因子，又有高、中、低等不同水平（level）的选择。为了得到更好的实验结果，就必须选择重要的因子，并确保它们是最佳水平的组合。但需要特别注意的一点是，因子和因子之间的关系有时候是非线性的。单独看因子 A，是越高越好；单独看因子 B，也是越高越好；但 A 和 B 的组合，双高的效果不一定是最好的，有可能 A 高和 B 中的组合效果更好。基于实验条件和成本控制的考虑，我们往往不能验证所有可能的组合，即全因子设计（full factorial design）。比如，有 5 个因子需要验证，每个因子有 3 个水平，全因子设计就需要测 243 个实验点，会消耗大量的实验材料和时间。这时候就可以采用 DOE 的手段，通过较少的总体实验数，分步骤地找到最优的实验方案。

15.2.2　验证

在设计和优化阶段结束之后，正式投入使用之前，还有一个非常关键的阶段就是验证。在实践中，很多时候检测不是自己的实验室里开发的，而是引进的商业化检测试剂盒，或是由其他实验室转移而来（transfer assay），或者就现有的方案做更新（protocol update），所以不必重复完整的设计和优化的阶段，但验证阶段必不可少。如果无法通过验证的话，就还要重新进行设计和优化。

之前提到过统计学是一门研究不确定性的科学，在体外检测中，不确定性就体现在多次重复做检测的结果的差异性。参考分子（reference compound）的测量值在不同天进行的实验、在同一天不同批次（batch）、在同一批次不同板子（plate）、在同一块板子上的不同复孔（well）之间，读数都会有差异。通过研究这些差异的大小和来源，我们就可以对检测本身的性质和表现（performance）做一个判断，即验证。验证的目的就是要保证"一小一大"，保证检测在未来的使用中所产生的读数和真实值的差异足够小的概率足够大，可以用下面的公式表示：

$$P\left[\left|X_i - \mu_T\right| < \lambda\right] \geq \pi_{\min}。 \tag{15-1}$$

其中：X_i 为检测（assay）的读数（被测样品的测量值），μ_T 为真实值（被测样品的真实值），λ 为差异阈值（能够接受的测量值偏离真实值的最大程度），$\pi_{\min}$ 为概率阈值（测量值和真实值的差异小于差异阈值的最低概率）。

同等条件下，λ 越小越好，$\pi_{\min}$ 越大越好，这就是我们常说的"一小一大"。

15.2.3　分析

经过充分验证之后的检测，可以将其投入日常的使用中。高通量的检测每天都会产生大量的数据，所需要的分析相对固定，如筛选出具有活性的分子（active compound）做进一步结构优化、对多个有活性的分子拟合 4 参数逻辑回归曲线（4 parameters logistic regression，4PL）、估计半抑制浓度（IC50）来比较各自的药力（potency）等。针对这些分析目的，可以设计自动化的分析平台（automation），来提高分析效率和保证分析质量。

同时，也要持续地进行日常性能监测（performance monitoring），来确保数据的质量。质量控制图表（quality control chart）是一种直观便捷的日常性能监测工具，在科研和生产领域都有广泛的应用。

15.3　4PL 模型和 IC50 估计中的统计考量和不确定性

4PL 是 in vitro assay 中的核心统计模型之一，有 4 个参数，IC50 是其中之一，它代表达到最高活性（如对目标蛋白酶活性的抑制程度、对肿瘤细胞生长的抑制程度等）的一半时所需要的浓度。4PL 的拟合方式和 IC50 的数学解释这里面不展开描述，下面重点介绍 IC50 在具体应用时应该注意的点。

①IC50 是一个浓度数据，在生物学和医学领域，有很多和浓度相关的变量，如最高血药浓度（Cmax）等，IC50 也是其中之一。这类变量通常是符合对数正态分布的（lognormal distribution），而不是正态分布（normal distribution）。如图 15-1 所示，左下角和右上角分别是正态分布和对数正态分布的概率密度

函数（probability density function，PDF），右下角是两者之间的函数关系。

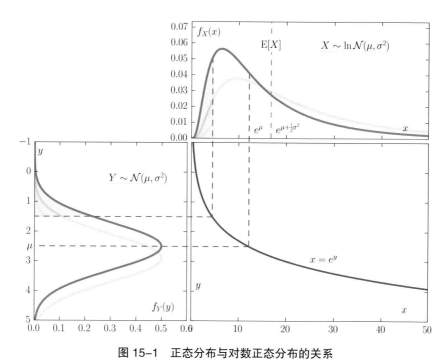

图 15-1　正态分布与对数正态分布的关系

（图片来源：https://commons.wikimedia.org/w/index.php?curid=53714670）

不同分布的期望值和方差的计算方式是不同的，所以在分析 IC50 的时候也要采用针对对数正态分布的方法，在比较不同分子 IC50 的时候，通常是说它们之间有几倍（fold）的差距，而不是绝对浓度差几个毫摩尔（mmol）或微摩尔（μmol）。这样做不仅具有统计角度考虑的正确性，更具有生物角度考虑的合理性。比如，在计算同一分子多次测试的 IC50 平均值及其置信区间的时候要采用几何平均值而不是算术平均值。

② 4PL 是非线性拟合的一种，围绕这个基础模型也可以有一些变化，如把除了 IC50 之外的某一个参数固定，变成 3 参数模型（3PL）；或者增加一个参数，变成 5PL，使得 IC50 两边的曲线不是对称的形态。模型类型的选择首先要考虑拟合方式是不是具有生物学的意义，是否反映了检测和待测分子本身

的特征；其次也要考虑不同的模型整体拟合度的好坏程度，如果拟合度不好，那么得到的拟合结果也往往不可靠。由于不同的模型拟合的结果生物学解释也是不同的，一般不具备可比性，会对分子筛选和活性评估带来误导。因此，在同一个科研项目中应使用的同一个检测，应该提前确定采用的模型，不能根据结果时而使用 4PL，时而使用 3PL。

③IC50 的不确定性体现在 2 个方面，其一是同一个分子在不同的实验中得到的拟合结果会有差异，其二是在单次曲线拟合中得到的结果会有相应的置信区间和估计误差（estimate error）。在实践中，高通量筛选应该首先确定一个单次曲线拟合的可接受标准，具体体现在对数转换 IC50 的估计误差是多少。如果大于这个标准，说明这个分子的 IC50 没有被足够精确地估计出来，不能采用此结果；如果小于这个标准，说明这个分子的 IC50 估计值是可以被接受的，则可以进入下一步的分析流程。

④高通量筛选出来的重要分子，要综合比较它们整体的曲线，不能仅仅关注 IC50 的数值，特别是当 IC50 的 95% 置信区间高度重合的情况下。对 4PL 曲线拟合中的离群值（outlier），也要小心谨慎处理。除非能找到明确的造成试验数据异常的操作层面原因，否则一般不建议去掉离群值重新拟合，但可以考虑通过稳健拟合（robust regression）等方式来降低离群值对整体的影响。

15.4 校准检测的统计考量和不确定性

高通量筛选检测的目的是找出具有活性的分子，再进一步比较活性的大小，而校准检测（calibration assay）的目的是测定待测样品中某个特定成分的浓度。可见，这两类检测的目的是不同的，所采用的统计学方法也随之不同。

校准检测的核心是标准曲线，即把标准品按梯度稀释成从高到低的几个不同的浓度，用这些已知的浓度作为横轴，它们对应的检测（assay）读数作为纵轴，来拟合标准曲线。使用的时候将待测样品的读数在纵轴上标记出来，通过标准曲线找到对应在横轴上的点，这一点就是该样品中待测成分的浓度。

关于标准曲线有一个误区就是希望标准曲线是线性的（linear），只把线性的部分（linear portion）作为工作范围（working range）。实际上，大多数情况下拟合的标准曲线都是非线性的，我们确定工作范围的标准并不是该范围内的标准曲线是否呈线性，而应该是该范围内的测量结果是否具有足够的准确度（accuracy，和真实值接近）和精密度（precision，重复测量结果一致），这里面的不确定性就体现在准确度和精密度两个方面。线性部分和正确的工作范围之间是有不小的差异的（图 15-2）（Lee et al., 2006）。

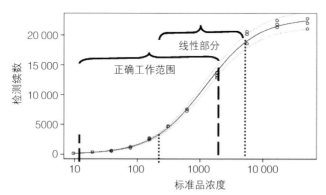

图 15-2　线性部分和工作范围之间的关系

15.5　从统计学的角度理解动物实验遵循的减少原则

动物实验需要遵循 3Rs 原则：代替（replacement），减少（reduction），优化（refinement）（Flecknell，2002）。

从统计学角度理解减少原则，动物实验用的动物数应该是越少越好，但有一个前提是要达到实验目的。即在能够达到实验目的的前提条件下，尽量减少实验动物的使用数量。因此，样本量的计算就是实验设计中的一项重要内容：在一定的前提条件下，要使实验成功的概率足够大，所需要的最小样本量是多少。

动物实验中还有几个 R 的统计学原则需要考虑：

①代表（representativeness）：实验使用的动物模型能够代表所研究的疾病；

②重复（replication）：每组有多只动物，可以精确的估计评价处理效应；

③随机（randomization）：随机分组而非随意分组，可以有效避免已知和未知偏差；

④对照（comparison）：单纯比较实验组用药前后是不够的，需要设定对照组做比较；

⑤控制（control）：通过区组设计控制已知的非实验因素对结果的影响，提高效率。

15.6 关于根据 *p*-value 确定动物实验的结果是否存在统计显著性差异的理解

p-value 是一个概率。简单地描述，在统计假设检验中，首先假设各组之间的真实平均值没有差异（即零假设）。由于不确定性的普遍存在（随机误差），观测到的实验结果组间平均值会有一定差异，那么 *p*-value 就是在零假设下，出现大于或等于实际观测到差异的概率。在具体应用中，我们可以用类似反证法的思维方式理解 *p*-value：一个比较小的 *p*-value，如小于 5%，意味着零假设成立的条件下，即如果组间的真实平均值没有差异，这组实验数据出现的概率是非常小的，但小概率的事件出现了，那就反过来说明零假设是不对的，也就是说各组之间的真实平均值实际上是存在差异的。

p-value 存在以下几个常见误区：

① *p*-value 不反应差异有多大或多重要；

② *p*-value 不代表没有差异的可能性；

③ *p*-value 很大不说明没有差异。

p-value 只反映实验数据某一个方面的信息。适当的图形展示对数据解读有很大的帮助，比较推荐使用散点图（scatterplot），而不是柱状图（barplot），后者虽然看起来比较整洁，但会丢失重要信息，造成误解。如图 15-3 所示，同样的柱状图 A，背后可能是不同的数据，分别有不同的特征，对应不同的散点图（Weissgerber et al., 2015）。

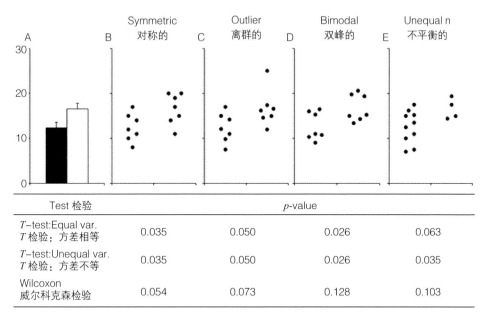

Test 检验	p-value			
T−test:Equal var. T 检验：方差相等	0.035	0.050	0.026	0.063
T−test:Unequal var. T 检验：方差不等	0.035	0.050	0.026	0.035
Wilcoxon 威尔科克森检验	0.054	0.073	0.128	0.103

注：B 为两组分布比较均匀的数据，C 为其中一组数据中含有一个离群值，D 为每组
　　数据中都有两个亚组，E 为两组数据的样本量有很大的不同。

图 15-3　柱状图的缺陷

写在最后

　　在临床前科研领域，有多种多样的科学问题。统计师首先需要学习相关领域的知识，了解研究的对象和所要解决的问题，才能有针对性地提供统计学方面的支持。其次，在具体的项目层面，统计师应该争取以合作者的身份融入项目团队，积极参与项目的各个阶段，时刻考虑项目的总体目标，围绕总体目标制定各个阶段的工作计划。最后，不能满足于咨询式的工作方式，仅仅回答被问到的问题，而是要通过充分讨论，挖掘问题背后的问题，为团队提供最需要、最适合的统计支持。

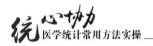

参考文献

[1] FLECKNELL P. Replacement, reduction, refinement[J]. ALTEX–Alternatives to animal experimentation, 2002, 19(2): 73–78.

[2] LEE J W, DEVANARAYAN V, BARRETT Y C, et al. Fit–for–purpose method development and validation for successful biomarker measurement[J]. Pharmaceutical research, 2006, 23: 312–328.

[3] WEISSGERBER T L, MILIC N M, WINHAM S J, et al. Beyond bar and line graphs: time for a new data presentation paradigm[J]. PLoS biology, 2015, 13(4): e1002128.

 扫一扫
观看相关课程

 本章撰稿人：吴希昆

第16章
联用药物的协同效应

　　药物联用是肿瘤治疗常见的策略，它可能提高疗效、延缓耐药性，或带来更好的安全性。自 1960 年以来，药物联用已成功用于多种癌症的治疗，并且仍然是一个活跃的研发领域。比如，靶向药物联用的基本原理是同一信号通路上靶向相同或互补的药物可能相互作用产生增强的疗效。两种或多种药物联用时，药物之间相互作用产生的总体疗效大于单药疗效之"和"的现象，即为协同效应（synergy）。简单来说，药物联用产生了"1+1 ＞ 2"的效果。与之相反，产生拮抗效应（antagonism），则药物联用产生了"1+1 ＜ 2"的效果。

　　协同效应的评估通常通过体外研究进行，在实验室中利用细胞或组织等生物材料模拟体内环境，观察药物的作用机制和效果，如细胞活性、凋亡、增殖、分化、信号通路等。为了量化评估协同效应，首先需要明确什么是单药药效之"和"。假如 d_A 剂量的药物 A 能产生 70% 细胞活性抑制率，d_B 剂量的药物 B 能产生 80% 细胞活性抑制率，那么当这两个药物之间不存在相互作用时，联用药物的抑制率有多大？显然，并不是 150%，因为抑制率最大为 100%。这个例子告诉我们，单药药效之"和"不等于单药药效直接相加所得之和。为了计算单药药效之"和"，我们需要参照模型。参照模型假设药物之间没有相互作用，根据单药药效预测联用药效，这个预测值被称为参照值。如果实验所得实际的联用药效比参照值强，则认为有协同效应，反之认为有拮抗效应（Greco et al., 1995）。尽管有的模型具有一定的生物学意义，但参照模型是刻画药物可加性的数学模型而不是作用机制模型。由于不同的参照模型通常会给出不同的参照值，参照模型的选取一直存有争议。在 1992 年，Saariselkä 协议达成共识，指出没有适用于所有情形的最佳模型（Tang et al., 2015）。

16.1　参照模型

以实际中最常见的双药联用为例，介绍 3 种常用的参照模型。将药物 A 在剂量 d_A 的药效记为 y_A，药物 B 在剂量 d_B 的药效记为 y_B，剂量组合（d_A, d_B）的药效记为 y_{combo}，与参照值进行比较得出结论。

16.1.1　HSA 模型（Gaddum, 1940）

将联用药物看作与药物 A 和药物 B 没有直接关联的"新药"，如果这个"新药"药效比药物 A 和药物 B 的药效都好，则认为存在协同效应，反之则为拮抗效应。换言之，假设药物之间不存在相互作用，参照值表示为：

$$y_{HSA} = \max\left(y_A, y_B\right), \qquad (16\text{–}1)$$

即最大的单药药效（注：HSA = highest single agent 由此而来）。假如将药物 A 假想为另一药物 B 和自身组合，对于非递减的量效关系，组合剂量的药效将不低于单药药效。即在 HSA 模型下，相同的药物进行联用，也可能会被判定为存在协同作用，因而通常认为 HSA 模型标准过低。

16.1.2　Loewe additivity 模型（Loewe, 1928）

Loewe additivity 模型建立在剂量等效的概念之上，假设达到相同效果的两种药物可以互换。因此，假设两个药物之间不存在相互作用时，以下关于剂量之间的等式成立，

$$\frac{d_A}{D_A} + \frac{d_B}{D_B} = 1, \qquad (16\text{–}2)$$

其中 d_A 和 d_B 为联用药物中药物 A 和药物 B 各自的剂量，D_A 和 D_B 为达到参照药效 y_{Loewe} 所需的药物 A 和药物 B 各自的单药剂量。若单药剂量 – 响应曲线采用四参数 Logistic 曲线（4PL，四参数分别为最大响应 Top、基线响应 Bottom、半数抑制浓度 IC50、反映曲线坡度的 Slope），将 D_A 和 D_B 的表达式代入上述关系，得到参照值 y_{Loewe} 需要满足：

$$\frac{d_A}{IC50_A \times \left(\dfrac{Top_A - y_{Loewe}}{y_{Loewe} - Bottom_A}\right)^{\frac{1}{Slope_A}}} + \frac{d_B}{IC50_B \times \left(\dfrac{Top_B - y_{Loewe}}{y_{Loewe} - Bottom_B}\right)^{\frac{1}{Slope_B}}} = 1, \qquad (16\text{–}3)$$

通过数值计算求解非线性方程得到 y_{Loewe}。假如将药物 A 假想为另一药物 B 和自身组合，那么 $D_A = D_B = d_a + d_b$，即在 Loewe additivity 定义下，相同的药物进行联用，能够被判定为不存在相互作用，与常识相符。因而，Loewe 定义被大家普遍接受。

16.1.3　Bliss independence 模型（Bliss, 1939）

Bliss independence 模型是一个概率模型（图 16-1），它假设每个药物对靶细胞的作用是独立的，那么联用药效即为独立事件至少有一个发生的概率，参照值为：

$$y_{Bliss} = 1 - (1 - y_A)(1 - y_B),\qquad (16\text{-}4)$$

因此，Bliss independence 模型只适用于药效测量值在 0 到 1 范围的情形，如抑制率，不适用于细胞增殖等测量值。并且，在使用了两个相同药物的假想实验中，这个模型也可能会给出药物之间存在相互作用的结论。

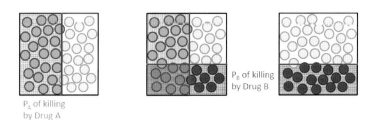

图 16-1　Bliss independence 模型示意

（图片来源：https://lincs.hms.harvard.edu/wordpress/wp-content/uploads/2017/08/ICSB_Part3_Assessing_drug_combination.pdf）

16.2　实验设计

参照模型用于量化评估协同效应，而数据来源于体外实验。以两药联用为例，常用的实验设计有如下 3 种（图 16-2），实际操作的复杂程度不同，提供的信息量不同，支持的参照模型也不尽相同。3 种设计各有特点，我们需要根据具体的实验目的和条件进行选择。

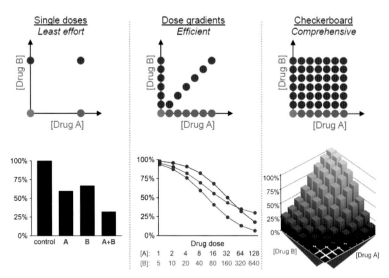

图 16-2 3 种常用的实验设计

（图片来源：https://lincs.hms.harvard.edu/wordpress/wp-content/uploads/2017/08/ICSB_Part3_
Assessing_drug_combination.pdf ）

单剂量组合设计

单剂量组合设计取每种药物的单个剂量进行组合,观测该组合的实际药效。因为没有单药曲线，只能采用 Bliss independence 模型或者 HSA 模型评估，或者直接与预设的目标药效相比来决定是否存在协同效应。在早期探索阶段，备选药物组合和 / 或细胞系较多，从可行性和实验效率的角度考虑，可采用单剂量组合进行快速筛选。

剂量组合矩阵设计

剂量组合矩阵设计也称为棋盘设计（checkerboard），它将每个药物给定的剂量梯度进行两两组合，形成一个剂量组合矩阵，在每个剂量组合观察联用药物的实际药效。通过实验数据，我们能够估计单药的剂量 – 响应曲线，以及联用药物的剂量 – 响应曲面，并且支持上述所有参照模型。这种设计的单次实验成本更高。在需要细致研究少数备选组合时，可以使用棋盘设计以得到完整的信息。或者，当协同效应较弱或较模糊时，棋盘设计可以提供更多的信息，而其他两种设计则可能遗漏一些重要的组合剂量。

固定比例剂量组合设计

固定比例剂量组合设计（Tallarida，2000）将两种药物按照某个固定的比例组合，在一次实验中可以选取多个比例，在每个剂量组合观察联用药物的实际药效。如图 16-2 中间两幅图所示，一条射线对应一个比例，同一条射线上的组合具有相同的单药比例，因而这种设计也称为射线设计（ray-design）。每条射线可被看作一个新的化合物，展示对应每个比例的剂量 - 响应曲线。类似于棋盘设计，通过实验数据，我们能够估计单药的剂量 - 响应曲线，联用药物的剂量 - 响应曲面，并且支持上述所有参照模型。射线设计可以看作是前两种设计的一个折中方案，当固定比例的个数较少时，可以减少实验成本，但降低了组合的覆盖度。当对可能产生协同效应的剂量范围有预期，或对药物比例有预期时，可以考虑采用射线设计。

除上述 3 种实验设计外，当仅需变化联用药物中 1 种药物的剂量时，推荐使用图 16-3 呈现的实验设计，除了将药物 B 确定的剂量加入药物 A 中，同时也需要完成药物 B 的单药曲线。如果没有药物 B 的单药信息，则只能使用 HSA 模型或 Bliss independence 模型进行评估，或者结合历史实验中药物 B 的单药信息。但是，由于实验之间不可避免的差异，结果可能会产生偏差。

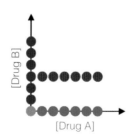

图 16-3　药物 A 与药物 B 固定剂量组合

（图片来源：https://lincs.hms.harvard.edu/wordpress/wp-content/uploads/2017/08/ICSB_Part3_Assessing_drug_combination.pdf ）

16.3 数据分析

在数据分析阶段，也有多种工具可供选择，包括等效线图、组合指数和统计学检验三类。

16.3.1 等效线图

在等效线图（isobologram）中，每一条等效线上的剂量具有相同的药效。等效线图适用于 HSA 模型或 Loewe additivity 模型，可基于图形快速解读实验结果。以 Loewe additivity 模型为例，当药物之间不存在相互作用时，等效线图呈直线（即参照线），如图 16-4 左所示。如果实验观察到的等效线形如图 16-4 中所示，那么意味着达到相同药效所需的 B 药比假设没有相互作用的时候少，这说明药物之间存在协同作用。反之，如果实验数据的等效线形如图 16-4 右所示，则需要更多的 B 药才能达到相同药效，这说明药物之间存在拮抗作用。对于 HSA 模型，参照线呈直角，等效线低（高）于参照线示意存在协同（拮抗）作用，参见图 16-5。

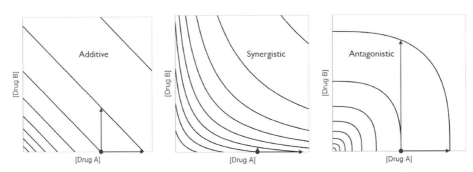

图 16-4　基于 Loewe additivity 模型的等效线图分析

（图片来源：https://lincs.hms.harvard.edu/wordpress/wp-content/uploads/2017/08/ICSB_Part3_Assessing_drug_combination.pdf）

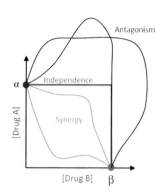

图 16-5　基于 HSA 模型的等效线图分析

（图片来源：https://lincs.hms.harvard.edu/wordpress/wp-content/uploads/2017/08/ICSB_Part3_
Assessing_drug_combination.pdf）

16.3.2　组合指数

组合指数（combination index，CI）通常指 Chou-Talalay 组合指数（Chou，2010），它是一种评价协同效应的定量指标，通过中位效应方程推导得到。除了 Chou-Talalay 组合指数，对于不同的参照模型也可以定义类似的组合指数，使得评价方式是统一的，即 CI < 1 提示药物之间存在协同效应，CI = 1 提示药物之间没有相互作用，CI > 1 提示药物之间存在拮抗效应。

16.3.3　统计学检验

等效线图和组合指数的本质都是将观察到的联用药效与固定的分界线或临界值进行对比，没有考虑数据的不确定性。当实验包含重复样本时，我们可以进一步通过假设检验对每个剂量组合进行统计学意义显著性判断，如 Yadav 等（2015）的研究。

16.4　小结

体外协同效应评估通常发生在药物开发早期阶段，找到潜在的具有协同或拮抗效应的组合，做进一步机理研究，或者为后续实验及临床试验提供合理性依据。量化评估的基本思路是将实际观测结果与假设药物没有相互作用的参照模型做对比。由于存在不同的参照模型，在报告协同效应评估结果时，必须明确阐述所使用的参照模型。而 Tang 等（2015）推荐使用 interaction barometer 图综合展示多个参照模型的结果（图 16-6）。

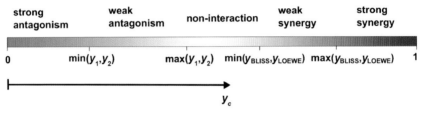

图 16-6　Interaction barometer 图

（图片来源：https://www.ncbi.nlm.nih.gov/pmc/articles/PMC4555011/figure/F1）

到目前为止，关于协同效应的讨论都是围绕着药效展开的。在毒理学领域，我们也可能会关心药物之间是否存在协同效应，而从毒理角度，我们需要避免药物之间产生协同效应。进入临床后，药物联用及剂量的确定需要考虑临床实践与临床获益，协同效应并不是药物联用的必要条件，耐受性和安全性也是重要的标准。

最后，以 FDA 指导原则 *Co-development of Two More New Investigational Drugs for Use in Combination* 结束对这个话题的介绍。指导原则中明确提到需要通过合理的体内或者体外模型提供联用药物的生物学原理，并且该模型能证明联用药物与单药相比具有足够且更好的药效，或更持久的响应，或更好的毒理学性质。

参考文献

[1]　BLISS C I. The toxicity of poisons applied jointly[J]. Annals of applied biology, 1939, 26(3): 585–615.

[2]　CHOU T C. Drug combination studies and their synergy quantification using the Chou-Talalay method[J]. Cancer research, 2010, 70(2): 440–446.

[3]　GADDUM J H. Pharmacology[M]. London: Oxford University Press,1940: 378–383.

[4]　GRECO W R. The search for synergy: a critical review from a response surface

perspective[J]. Pharmacological Reviews, 1995, 47(2): 331–385.

[5]　LOEWE S. The problem of synergism and antagonism of combined drugs[J]. Arzneimittel-forschung, 1953, 3(6): 285–290.

[6]　TALLARIDA R J. Drug synergism and dose–effect data analysis[M]. New York: Chapman and Hall/CRC, 2000.

[7]　TANG J, WENNERBERG K, AITTOKALLIO T. What is synergy? The Saariselkä agreement revisited[J]. Frontiers in pharmacology, 2015, 6: 181.

[8]　YADAV B, WENNERBERG K, AITTOKALLIO T, et al. Searching for drug synergy in complex dose–response landscapes using an interaction potency model[J]. Computational and structural biotechnology journal, 2015, 13(C): 504–513.

扫一扫
观看相关课程

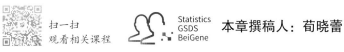
Statistics
GSDS
BeiGene
本章撰稿人：荀晓蕾

第17章
生产与控制统计在药物生产和分析开发里的应用

17.1 初识生产与控制统计

17.1.1 什么是生产与控制统计?

在当今制药业界,临床统计的概念及应用已经相当普及和成熟。相比之下,非临床统计则略显小众。然而这并不代表非临床统计不重要,相反在整个临床试验生命周期内,非临床统计都扮演着举足轻重的作用。

广义的非临床统计包括了 4 个领域:药物发现(discovery)、安全性 / 毒性研究(safety/toxicology)、生产与控制(chemistry, manufacturing and controls;CMC)及数据科学(data science)。其中狭义的非临床统计可认为是 CMC 统计。顾名思义,CMC 统计主要应用于分析开发、药物生产及质量控制等制药的关键环节。本章将概况性地为大家介绍 CMC 统计。

图 17-1 的内容来源于专门介绍 CMC 统计的书籍 *Statistical Applications for Chemistry, Manufacturing and Controls(CMC)in the Pharmaceutical Industry*(Burdick et al., 2017)。这张图总结了整个临床试验周期内的各个必要开发流程,其中方框里就是需要 CMC 统计支持的流程。可以看到,CMC 统计覆盖了几乎整个临床试验生命周期,自始至终地为每个成功上市的药物保驾护航。

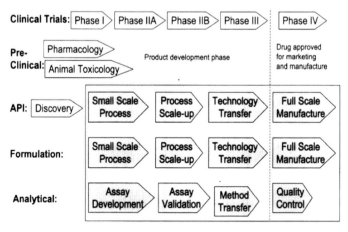

图 17-1　CMC 统计开发流程

17.1.2　CMC 统计能做些什么?

为了让读者对 CMC 统计有一个大概的认识,下面罗列了一些药物开发生产必须运用到统计的例子。后续的章节将分板块具体展开。

- 确定原料药和药品的保质期。
- 确保测量药品有效含量的方法准确可靠。
- 证明新建的生产基地生产出的药品与现有基地具有同等质量。
- 从生产与工艺角度确定或修正关键质量属性(critical quality attributes, CQA)的标准。
- 在设计开发生产工艺过程中找出哪些工艺参数对产品质量或生产效率有显著影响。
- 设计出抽样计划以确保某个批次可以放行上市。
- 其他 CMC 统计应用。

17.2　药物配方研究

17.2.1　药物配方的定义

药物配方(formulation),也称为工艺过程,在小分子药物中,指的是把原料药与辅料通过特定比例、特定制程制作成最终的成药的过程;在大分子药物中，指的是应用普通的或以基因工程、细胞工程、蛋白质工程、发酵工程等生物技术获得生物制剂药品的过程。在生产过程中凡直接关系到化学合成反应或生物合成途径的次序条件（包括将配料比、温度、反应时间、搅拌方式、后处理方法和精制条件等）统称为工艺条件。

工艺过程涉及多个工艺参数和物料参数，这些参数对产品的安全性、有效性及生产效率有着重要的影响。药物配方研究就是针对这些工艺参数与物料参数进行的研究。它的重要性和必要性体现在：从患者的角度保证了药物的稳定性和有效性；从药厂的角度确保了药物的产量和质量。另外不同地区对工艺过程有不同的监管要求。

17.2.2 质量源于设计

质量源于设计（quality by design，QbD）在 ICH Q8（R2）里的定义是：A systematic approach to development that begins with predefined objectives and emphasizes product and process understanding and process control, based on sound science and quality risk management。即 QbD 是一套基于充分的科学知识和质量风险管理系统的研发方法，从预先设定的目标出发，强调对产品和工艺的理解及工艺的控制。配方研究里的 QbD 旨在提高对工艺的认知，确认关键质量属性（CQA）并进行质量风险管理。

实验设计（design of experiment，DOE）及相应的统计分析是 QbD 里重要的部分。具体的分析流程可分为 3 个步骤。

步骤 1：实验设计（DOE）→ 步骤 2：模型分析（data analysis）→ 步骤 3：设计空间（design space）。

步骤 1 是 QbD 中最关键的一环。一个好的实验设计能帮助我们以较小的实验规模（实验次数）、较短的实验周期和较低的实验成本，获得理想的实验结果，并得出科学的结论。因此步骤 1 也是最需要统计师与药物与工艺研发人员积极沟通的一环。QbD 的宗旨是以始为终，先设定目标再行动。在实验设计之初，需要科学家详细、完整地为统计师介绍项目的背景、目标及实际限制。统计师则根据具体情况选择合适的实验设计方法并设计实验。如为了找出对质量有显著影响的工艺参数或物料参数，我们可选择全析因设计、部分析因设计或 D-optimal 设计等做筛查实验；为了能更好地预测并最优化质量，我们可选择响应曲面设计或 BOX-Behnken 设计等；针对按不同比例存在的物料参数，我们可选择混料设计。

在设计好实验并完成实验后，则进入步骤 2，使用合适的统计模型分析数据。模型分析能帮助科学家了解哪些工艺或物料参数对质量有显著的影响，影响的程度如何，以及如何预测不同参数组合下质量响应的数值，或如何根据模型找到最优的参数组合等。

虽然步骤 2 已经能回答大多数工艺研发人员的问题了，但为了更好地整合先进风险控制策略，我们还能做得更多。步骤 3 在 ICH Q8（R2）里的定义是：The multidimensional combination and interaction of input variables （e.g. material attributes） and process parameters that have been demonstrated to provide assurance of quality。即设计空间内的工艺与物料参数的多维组合及其相互作用已被证明可为质量提供保障。在设计空间内的生产工作不视为变更。若超出设计空间则被视为变更，通常将启动变更流程并提交监管批准。

基于步骤 2 中的模型及相应的合理假设，可使用蒙特卡洛方法或贝叶斯统计方法模拟出大量数据，并与各个关键质量属性的标准比较，计算出不同参数组合下产品的不合格率。这些模拟和计算的结果及图表等将为科学家确定设计空间提供非常大的支持。

CMC 统计在药物配方研究中能解决的问题

①哪个（些）材料 / 工艺参数会显著影响关键质量属性？

②这个（些）材料 / 工艺参数应该设定在怎样的合理范围内？

③能否找到最优的参数设置以最大限度满足药品的产量和质量？

17.3　分析方法验证

17.3.1　分析方法验证概述

保证药品安全、有效、质量可控是药品研发和评价应遵循的基本原则。为达到控制质量的目的，要对药物进行多个项目属性测试，来全面考察药品质量。分析方法可以用于识别和量化原材料、原料药及最终药品中的各种属性。为使测试结果准确、可靠，必须对所采用的分析方法的科学性、准确性和可行性进行验证。从本质上讲，分析方法验证（analytical method validation）就是根据检测项目的要求，预先设置一定的验证内容，并通过设计合理的试验来验证所采用的分析方法能否符合检测项目的要求。

ICH Q2（R2）详细介绍了分析方法验证的步骤、验证属性项目、数据要求等内容。法规里多次提及统计学应用，因此，统计方法在分析方法验证中至关重要，被用来保证分析方法能够正确完成量化和识别工作。

并不是所有的验证属性适用于所有类型的测试，方法验证常涉及的验证属性包括以下几种类型：

- 专属性（specificity）
- 线性（linearity）
- 准确度（accuracy）
- 精密度（重复性、中间精密度和再现性）precision（repeatability, intermediate precision, and reproducibility）
- 范围（range）
- 定量限（quantitation limit）
- 检出限（detection limit）

17.3.2 测量系统分析

分析方法验证中的精密度估计需要比较复杂的统计分析方法。精密度代表的是方法的变异性，即某种方法在不同条件下测量相同样本时数据分布间的差异。精密度可分为 3 种：

①重复性（repeatability）：短期变异性，设备本身的固有精度。

②再现性（reproducibility）：长期变异性，不同实验室、操作员、时间段、环境或一般情况下不同条件产生的变异性。

③中间精密度（intermediate precision）：在同一实验室内，由不同操作员、时间段、环境等条件产生的变异性。

测量系统（Gage R&R）分析是用来分析测量系统的方法，旨在估计测量系统中的总变异性，其中的两个 R 分别指代重复性和再现性。总变异性包括测量设备、操作员、测量时间、进行测量的实验室，以及在测量某些制造最终产品制造过程本身的变异性。精心设计的使用 Gage R&R 分析方法的研究允许对这些不同的可变性来源进行估计，以便评估它们的相对重要性。

　　Gage R&R 分析要求一个合理的实验设计以囊括必要的变异性来源因素。此后可运用方差分量分析（variance component analysis）或线性混合模型（linear mixed model）计算总变异性及区分不同因素带来的变异性。

17.3.3　分析目标概况

　　ICH Q2（R2）里用准确度（accuracy）与精确度（precision）定义了分析方法的不同角度的确定性。传统上，准确度和精确度分别为：

$$accuracy\,(bias) = (\mu - T) \leqslant b; \qquad （17-1）$$

$$precision = (\sigma) \leqslant s。 \qquad （17-2）$$

μ 为观测值，T 为理论值，b 为准确度的可接受常数，σ 为标准差，s 为精确度的可接受常数。

　　分析目标概况（analytical target profile）在 ICH Q14 里有所介绍，这是一个较新的工具，运用了准确度和精确度的联合数学公式（损耗函数）来同时定义分析方法的确定性。

CMC 统计在分析方法验证中能解决的问题

- 如何确定一个合理的实验设计以收集数据？
- 如何估计重复性、中间精密度及再现性？
- 如何区分来自不同因素的变异性（如分析员，设备等）？
- 如何进行线性回归分析？

17.4　比较研究

17.4.1　方法转移

　　前面我们介绍的分析方法验证通常是在某一个实验室开发的分析（化学）程序。而在生产或商业运营过程中，会有多个实验室采用相同的分析方法。方法转移是药物开发的一部分，其目的是证明被验证的分析方法也能合理地适用于接收分析方法的实验室（简称接收方）。

最常用的方法是比对相同批次同一样品或比对专门制备用于测试的标准品的检测结果。其他方法包括：实验室间共同验证、接收方对分析方法进行完全或部分验证和合理的转移豁免。

常用的方法可比性研究通常是通过等效性检验（equivalence test）来验证，此检验专注于均值的比较。当然如果需要，还可以比较多个实验室的变异性及不同实验室的稳定性变化，即随时间的变化率。

等效性检验又称为"Two One-sided T-test"（简称 TOST），它有别于通常的 t 检验。TOST 的原假设是两个组别的不等效可比，其检验陈述如下：

$$\begin{cases} H_0 : \mu_1 - \mu_2 \leq -\Delta \quad or \quad \mu_1 - \mu_2 \geq \Delta \\ H_a : \qquad -\Delta \leq \mu_1 - \mu_2 \leq \Delta \end{cases} \quad \text{（17–3）}$$

Δ 为等效界值，$\mu_1 - \mu_2$ 为两个实验室的均值差。

等效界值（Δ）是从科学角度界定的最大可接受的与实际值等效的差值。在 95% 置信度下，计算出均值差的 90% 双侧置信区间 [LCL，UCL] 并与 [$-\Delta$，Δ] 比较，若 [LCL，UCL] 完全包含在 [$-\Delta$，Δ] 内，则在 95% 置信度水平下通过等效性检验。

在进行方法转移的过程中，可能会出现与固定或随机因素有关的其他问题，如分析员、仪器、批次、分析试剂供应商等。因此，通常建议运用线性混合模型计算等效性检验均值差的 90% 双侧置信度区间。

17.4.2　工艺技术转移

在药物研发到商业化过程中，生产和控制程序、验证和其他相关活动可能从一个场所转移到另一个场所。这种转移可以是，从药物发现到产品开发；从临床试验小规模生产到全面商业化批量生产；从现有生产基地到新建生产基地等。工艺技术转移发生在转移方和接收方之间。我们必须证明接收方在运用转移方已被验证的工艺时，能够生产出同等质量或符合预定标准的产品，并将书面材料递交监管部门审批。

工艺技术转移比较的对象是来自转移方和接收方的不同批次的数据。因此，与方法转移不同，工艺技术转移的数据变异性来源包括批次间和批次内变异性。理论上，等效性检验是最理想的可比性研究的统计方法。然而在工艺技术转移中，接收方的批次数量通常十分有限，其样本量不足以进行 TOST。因此，可考虑应用其他统计方法，如容许区间（tolerance interval）方法，即使用转移方的历史数据计算容许区间，若接收方的所有数据点都落在此区间内，则认为两方的工艺可比。

> **CMC 统计在比较研究（comparability）中能解决的问题**
> - 如何证明同一个分析方法在两个实验室具有可比性？
> - 如果数据有限，是否有其他可比性策略？
> - 可比性研究需要什么样的数据？

17.5　稳定性研究

17.5.1　药物的稳定性

药物的稳定性（stability）指的是药品质量随时间变化的趋势，即原料药或最终药品在整个货架期内所有 CQA 都在标准之内的能力。稳定性统计分析的目的包括：①证明原料药或最终药品在不同的环境条件（温度、湿度、光照、包装等）影响下仍能保证质量；②计算和估计货架期、复检期、保质期；③推荐合理的储存条件；④为确保质量，根据已定的货架期，估计内部放行标准。

监管指导文件如 ICH Q1E 和 ICH Q6A 对于稳定性研究的设计都有所介绍。其操作方法是随机选取至少 3 个生产批次，并根据销售地储存在特定温度、湿度等条件下。在第 0、1、3、6、9、12、18、24、36、48、60 个月，随机选取样本并进行检测分析。稳定性研究包含了如批次、剂量、存储条件、时间、包装等基本要素，以及存储摆放姿态[1]、原料药批次、供应商、生产基地等。

17.5.2　预估货架期 / 复检期

监管指导文件 ICH Q1E 中说明回归分析适用于对预估货架期或复检期的

---

[1]　存储摆放姿态指药瓶正放、倒放、侧放的姿态。

稳定性试验数据进行定量分析，并建议采用 0.25 显著性水平进行批次合并的统计检验。原则是以计算批次预测均值的 95% 置信区间与质量标准相交的时间作为货架期的预估。如图 17-2 所示，回归模型预测均值的 95% 单侧置信区间与 90% 质量标准相交于 24 个月。如果所有其他的关键质量属性的相交时间均在 24 个月或之后，则可建议将货架期设定为 24 个月。

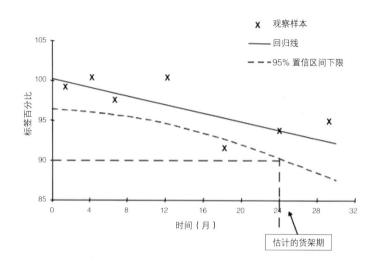

图 17-2　预估货架期回归分析曲线图

ICH Q1E 主要介绍的是以批次为固定效应的线性固定模型，然而该模型存在一些缺陷：①理论上只适用于被检测的批次而不适合预测未来的批次；②与工艺表现无法直接联系；③批次的合并存在问题。

尤其是批次合并是比较难以处理的问题。在判断批次是否能够合并时，可使用协方差分析（ANCOVA）确定各批次回归线的斜率和截距的差异。每一个检验都用 0.25 的显著性水平来补偿由于在正式稳定性试验中样本量限制所导致的设计上的较低把握度。如果检验拒绝斜率相同的假设（即不同批次间斜率有显著性差异），那么不宜将这些批次数据进行合并。这时可求得各批次各自的截距和斜率，以及从全部批次计算得到的平均方差，利用它们来估算在稳定性研究中各单个批次的重检期或有效期。所有批次中最小的估算值应被选作全部批次的重检期或有效期。当批次数量较多的时候，模型更倾向于拒绝斜率相同的假设，且有更高的概率出现一个表现较差的批次。这个表现较差的批次并不能代表真实的工艺表现，却会使模型预估的货架期严重缩短。

线性混合模型能够比较好地规避线性固定模型可能带来的问题。线性混合模型以批次作为随机变量，避免了批次的合并问题，且能直接评定工艺和产品的表现。在线性混合模型中，总体变异性可被细分到不同的来源，如批次间变异性。线性混合模型处理稳定性数据的方法，在业内已被广泛采用和接受。此外，更前沿的贝叶斯方法等也可以被应用于货架期或复检期的预估。

案例

线性混合模型（图 17-3）：

$$Y_{ij} = (\mu + A_i) + (\beta + B_i)T_{ij} + \varepsilon_{ij}$$

其中：Y_{ij} 为 i^{th} 批次的 j^{th} 检测结果，μ 为总体截距，A_i 为 i^{th} 批次的截距，即 $\sim N(0, \sigma_A^2)$，β 为总体斜率，B_i 为 j^{th} 批次的斜率，即 $\sim N(0, \sigma_B^2)$，ε_{ij} 为残差误差，即 $\sim N(0, \sigma_e^2)$。

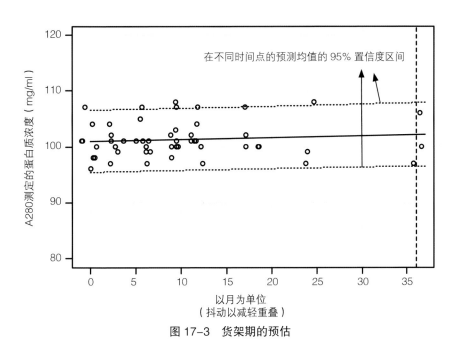

图 17-3　货架期的预估

基于以上模型，以总体的预测均值的 95% 置信区间与质量标准相交的时间作为货架期的预估。

CMC 统计在稳定性研究中能解决的问题

● 某药品的有效成分是否随时间有显著变化？

● 如何确定药品的保质期？

● 若想把某种原料药的有效期从 24 个月延长到 36 个月，如何用数据支持？

● 如何建立一个内部的放行标准，以保证在保质期内或保质期之后质量都没有问题？

17.6　质量标准的设定和修正

17.6.1　质量标准

质量标准由一系列的检测项目、分析方法参考和认可限度组成的标准，其中认可限度以限度值、范围或其他描述来表示。质量标准建立了一套新原料药和 / 或制剂都必须遵循的、与其用途相适应的认可标准。质量标准是重要的质量指标，它由生产商提出和论证，由监管机构批准并作为批准产品的依据。

在设定质量标准时，我们应谨慎考虑质量标准如何可以更好地关联药物的安全性和有效性。制造的单个药品单位与患者实际接受的药量、依从性等需有可追溯性。临床推断往往由药品的均值决定，而质量标准应该作用于单个药品单位。药品的质量是应当从放行到整个货架期内都得到保证的。因此，稳定性数据分析是质量标准设定和修正（specification setting and justification）的重要支撑。

此外，现有的药品质量标准体系仍存在一些待商榷的问题，如溶解性（dissolution）和均匀性（uniformity）的测量标准并不是从统计原理衍生出来的，不同国家和地区的卫生监管机构的标准指南存在不一致性等。

17.6.2　统计区间和质量标准

在没有足够的关于药物的安全性和其疗效有效性的科学认知的时候，基于数据分析的统计方法在证明规范设置的合理性方面发挥着重要作用。统计方法对于大分子药物尤其重要，因为大分子药物往往缺乏必要的监管指南且数据量较小、变异性较大。

与之前稳定性研究章节里介绍的统计模型相似，设定质量标准时，仍然推荐使用将批次作为随机变量的线性混合模型来分析放行与稳定性数据。不同的是，这里需要确定货架期，进而计算出放行时间和货架期时的容许区间。与置信度区间不同，容许区间针对的是单个观测值，因此更适合作为质量标准的设定依据。

17.6.3　三西格玛准则的误区

三西格玛准则指的是当数据服从某特定分布（通常为正态分布）时，所有数据点落在均值 μ 左右 3 个标准差 σ 范围内的概率为 99.73%。该准则在制药业经常被运用，有时也会被用在质量标准的设定上。其优点是简单易懂，在假设成立的前提下具有统计学意义。而其缺点是，若违反了假设前提，结果将不再可靠。

三西格玛准则的 3 个重要假设是：①数据服从正态分布；②只含有随机误差；③标准差的估计有效可靠。针对这 3 个假设有可能会出现 3 个误区：①数据不正态时，将低估数据点落在三西格玛区域的概率；②运用于有时间趋势的稳定性数据中时，标准差除了随机误差还包含了时间因素；③样本量小的时候，标准差的估计值不可靠。其中第 2 个误区是我们在设定质量标准时必须避免的。

> **CMC 统计在质量标准的设定与修正中能解决的问题**
>
> ● 在质量标准设定和修正研究中，哪些统计区间可作为参考？
>
> ● 如果把某个 CQA 的质量标准设为 95% ~ 105%，在 24 个月的时候我们有多大的风险遇到不合格问题？
>
> ● 如果想将某个 CQA 的质量标准扩大到 90% ~ 110%，需要哪些统计数据分析支持？

17.7 其他 CMC 统计课题

（1）生物活性分析（bioassay）——生物效价估计

使用 4 参数逻辑曲线拟合，参考标准样品估计出生物样本的相对响应。

（2）离群值（outlier）分析

离群值指的是与数据的总体趋势或变化存在不一致性的异常观测值。根据不同的数据结构和假设选用适合的离群值检验。

（3）统计过程控制（statistical process control，SPC）

SPC 是一种采用统计方法对工艺过程进行测量、监视和控制的质量控制方法。基于历史批次的数据，建立合适的控制图，以可视化的形式，通过消除过程中的来自非常规变异的特殊原因变异来监视、控制和改进过程。当工艺稳定后，还能计算稳定的工艺能力指数，以评估工艺的表现。

（4）抽样计划（sampling plan）

抽样计划指的是从总体中抽取一小部分样本进行研究，然后得出关于总体结论的过程。具体而言，指的是每一个药品批次中所需检验的产品单位数（样本大小或一连串的样本大小），以及决定该批允收率（允收数及拒收数）的准则。可使用 ANSI/ASQ Z1.4 表格或 operating characteristic（OC）曲线找到最优的抽样计划。

（5）过程分析技术（process analytical & measurement technology，PAT）

我们通常期望在生产过程中发现质量问题，而不是在审批放行测试时才发现质量问题。PAT 是一种新技术，它基于光谱多元校正统计模（图 17-4），可用于生产过程中含量、混合均匀度、含量均匀度和干燥终点的在线监测，以避免放行检测中出现不合格测试结果（out-of-specification，OOS）而导致整批被报废。

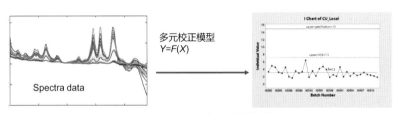

图 17-4　多元校正统计模型

17.8　CMC 统计的展望

在药物研发的整个临床生命周期里，多种统计学方法需要被应用到各个不同的生产与开发阶段中，包括不同规模的药物生产、分析方法的开发及质量控制等场景。CMC 统计的应用在全球已经相当成熟，相关法规和政策指导也已比较全面和深入（图 17-5）。在诸多国际中大型药企中，也常常有几人至几十人的专门的生产统计师团队。现阶段国内对 CMC 领域的监管也已取得了长足的进步，但与国际上还是有一些差距，尤其是在人才与知识储备方面。因此，不论是从国内制药行业的进步还是从国产创新药物出海的角度，我们都应认识到 CMC 统计的必要性和重要性，并持续地学习、借鉴和实践。希望 CMC 统计能在中国的制药业得到更好的应用，更好地为国产创新药保驾护航。

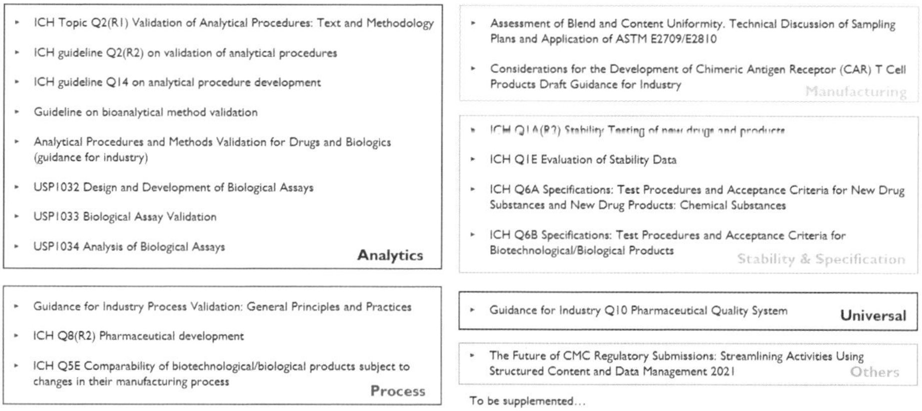

Analytics
- ICH Topic Q2(R1) Validation of Analytical Procedures: Text and Methodology
- ICH guideline Q2(R2) on validation of analytical procedures
- ICH guideline Q14 on analytical procedure development
- Guideline on bioanalytical method validation
- Analytical Procedures and Methods Validation for Drugs and Biologics (guidance for industry)
- USP1032 Design and Development of Biological Assays
- USP1033 Biological Assay Validation
- USP1034 Analysis of Biological Assays

Manufacturing
- Assessment of Blend and Content Uniformity. Technical Discussion of Sampling Plans and Application of ASTM E2709/E2810
- Considerations for the Development of Chimeric Antigen Receptor (CAR) T Cell Products Draft Guidance for Industry

Stability & Specification
- ICH Q1A(R2) Stability Testing of new drugs and products
- ICH Q1E Evaluation of Stability Data
- ICH Q6A Specifications: Test Procedures and Acceptance Criteria for New Drug Substances and New Drug Products: Chemical Substances
- ICH Q6B Specifications: Test Procedures and Acceptance Criteria for Biotechnological/Biological Products

Process
- Guidance for Industry Process Validation: General Principles and Practices
- ICH Q8(R2) Pharmaceutical development
- ICH Q5E Comparability of biotechnological/biological products subject to changes in their manufacturing process

Universal
- Guidance for Industry Q10 Pharmaceutical Quality System

Others
- The Future of CMC Regulatory Submissions: Streamlining Activities Using Structured Content and Data Management 2021

To be supplemented...

图 17-5　涉及 CMC 统计的相关国际法规

参考文献

[1] BURDICK R K, LEBLOND D J, PFAHLER L B, et al. Statistical applications for chemistry, manufacturing and controls (CMC) in the pharmaceutical industry[M]. Cham, Switzerland: Springer, 2017.

[2] ICH. Q1E Evaluation of stability data[EB/OL]. (2003-02-06)[2023-11-01]. https://database.ich.org/sites/default/files/Q1E_Guideline.pdf.

[3] ICH. Q2 (R2) Validation of analytical procedures[EB/OL]. (2022-03-21)[2023-11-01]. https://database.ich.org/sites/default/files/ICH_Q2-R2_Document_Step2_Guideline_2022_0324.pdf.

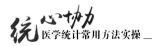
[4] ICH. Q8 (R2) Pharmaceutical development[EB/OL]. [2023−11−01]. https://database.ich. org/sites/default/files/Q8_R2_Guideline.pdf.

[5] ICH. Q14 Analytical procedure development[EB/OL]. (2022−03−24)[2023−11−01]. https:// database.ich.org/sites/default/files/ICH_Q14_Document_Step2_Guideline_2022_0324.pdf.

[6] SCHUIRMANN D J. A comparison of the two one−sided tests procedure and the power approach for assessing the equivalence of average bioavailability[J]. Journal of pharmacokinetics and biopharmaceutics, 1987, 15: 657−680.

[7] U.S. Food and Drug Administration. Q5E Comparability of Biotechnological/Biological Products Subject to Changes in Their Manufacturing Process[EB/OL]. [2023−11−01]. https:// www.fda.gov/regulatory−information/search−fda−guidance−documents/q5e−comparability− biotechnologicalbiological−products−subject−changes−their−manufacturing−process.

[8] U.S. Food and Drug Administration. Q6A specifications: test procedures and acceptance criteria for new drug substances and new drug products: chemical substances[EB/OL]. (2000−12−29) [2023−11−01]. https://www.fda.gov/regulatory−information/search−fda−guidance−documents/q6a− specifications−test−procedures−and−acceptance−criteria−new−drug−substances−and−new−drug− products.

[9] United States Pharmacopeia(USP). General Chapter, 〈1224〉 Transfer of Analytical Procedures[EB/OL]. [2023−11−01]. https://doi.usp.org/USPNF/USPNF_M5511_04_01.html.

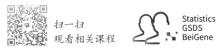

扫一扫 观看相关课程

本章撰稿人：蔡圣楠

第18章
生物标志物研究中的统计概念和方法概述

18.1 基本概念

生物标志物（biomarker）泛指可以被客观测量的生物学指标，用来反映生物过程、病理过程或对治疗干预的应答。生物标志物包括分子生物学、生理学、组织学、射线影像学的指标，不包括主观描述，如患者的感受等（BEST，2016）。以肿瘤学为例，常见的生物标志物有与癌症相关的蛋白，以及基因的突变（mutation）、缺失（deletion）、重排（rearrangement）、拷贝数增多（extra copy number）等。这些生物标志物存在于肿瘤组织中，需要活检提取组织来获得，有时也会分泌到外周血中，可以更方便的采集。

近年来，疾病诊断、判断疾病分期、风险评估、机制研究、转化医学、评价新药或新疗法在目标人群中的安全性及有效性等方面，生物标志物都有着越来越重要和越来越广泛的应用。根据用途可以大致将生物标志物分成以下几类：诊断性（diagnostic）、药效性（pharmacodynamic）、安全性（safety）、监测性（monitoring）、风险性（risk）、预后性（prognostic）和预测性（predictive）。

下面我们针对预后性和预测性生物标志物在临床试验中的发现和验证，侧重于统计学的角度做一些介绍。

预后性生物标志物反映的是相关患者发生某一个特定临床结果（clinical outcome）的风险，如疾病复发或死亡。这个风险是内在的、固有的自然疾病进展特征，与外界干预和治疗手段无关。预后性生物标志物通常不能用来指导治疗方案的选择。

预测性生物标志物反映的是相关患者在不同的治疗手段下得到的临床结果的差异。比如，某种新药只有使用在某生物标志物阳性的人群中才能获益，即新药的疗效优于标准治疗方案（standard of care，SOC）的疗效；而在生物标志物阴性的人群中该新药并没有比标准治疗方案更好，那么该生物标志物就是针对该新药的预测性生物标志物。预测性生物标志物又可以分为定性（qualitative）的和定量的（quantitative）：前者表示只有生物标志物阳性人群能从新药中获益，而阴性人群不获益，甚至不如标准治疗方案；后者表示阳性和阴性人群都会从新药中获益，但阳性人群获益的程度要明显高于阴性人群。

无论是预后性生物标志物还是预测性生物标志物都有预测的作用，前者预测的是和治疗手段无关的疾病进展风险，后者预测的是针对某种新药和标准治疗方案相比的获益程度。

值得一提的是，同一个生物标志物在不同的应用场景中可以既是预后性的又是预测性的。比如，乳腺癌一／二号基因（BRCA1/2），既可以作为预后性生物标志物评估乳腺癌患者发生第二次乳腺癌的风险，也可以作为预测性生物标志物在铂敏感的卵巢癌（platinum-sensitive ovarian cancer）患者中识别容易对 PARP 抑制剂（poly ADP-ribose polymerase inhibitors）应答的人群。

18.2 预后性和预测性生物标志物

在应用中，随机对照试验（RCT）是发现和识别预后性和预测性生物标志物的金标准。只看单臂试验的结果无法得出全面的结论，甚至有可能会得出错误的结论，详见下面 4 组生存曲线示意图（BEST，2016），横坐标为生存时间 t，纵坐标为生存概率 $S(t)$。在一开始（$t=0$）的时候，$S(t)=100$，所有人都是生存的状态。随着时间的推移，死亡人数逐渐增多，$S(t)$ 不断下降，形成一条从左上角开始不断走向右下角的生存曲线。生存曲线的颜色代表生物标志物分组，黑色为阳性组，灰色为阴性组；生存曲线的类型代表治疗分组，实线为实验用药组，虚线为标准治疗对照组。

在图 18-1a 中，在实验用药组中阳性组比阴性组有更长的生存期，有一种可能性就是该生物标志物是预测性的，阳性人群可以从中获益。图 18-1b 中，加入了标准治疗对照组的生存曲线，就可以看出其实这是一个单纯的预后性生物标志物。无论是在实验组还是在对照组中，阳性组均比阴性组有更长的生存期，而且这个相对差异也基本一致。同时也可以看出实验组和对照组没有区别，生存曲线之间的差异完全是由生物标志物主导的。

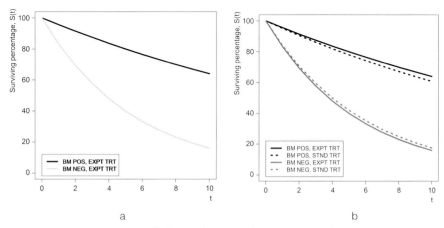

图 18-1　生存曲线示意图（阳性组比阴性组生存期长）

　　在图 18-2a 中，在实验用药组中阳性组和阴性组的生存曲线没有区别，有一种可能性就是该生物标志物没有任何作用。图 18-2b 中，加入了标准治疗对照组的生存曲线，就可以看出这是一个既有预后性又预测性的生物标志物。首先，在对照组中可以看到阴性组比阳性组生存期更长，说明它有负预后的作用（negatively prognostic）。其次，在实验组中阳性组与阴性组有同样的生存期，也就是说经过实验用药的治疗，对照组中的阳性组生存期变长，阳性组和阴性组之间的生存差异从对照组的有差异变成了实验组的无差异，这表明该生物标志物有预测的作用。在用药选择方面，对于阴性组，实验用药和标准治疗之间没有区别，但阳性人群经过实验用药治疗，有明显的生存获益。

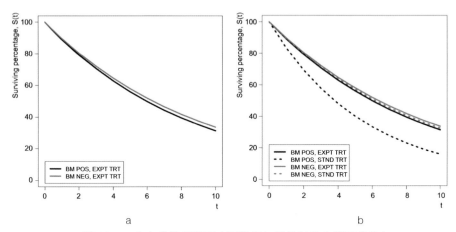

图 18-2　生存曲线示意图（阳性组与阴性组生存期无差异）

如前所述，预测性生物标志物有定量预测和定性预测的区分。图 18-3 是定量预测的例子，在阴性组和阳性组中，都是实验组比对照组的生存期更长，但差距不一样，阳性组的差距大（最上面和最下面的两条生存曲线的差距），阴性组的差距小（中间两条生存曲线的差距）。图 18-4 是定性预测的例子，在阳性组中，实验组比对照组的生存期长，而在阴性组中实验组比对照组的生存期短，阴性和阳性人群中的疗效方向是相反的。

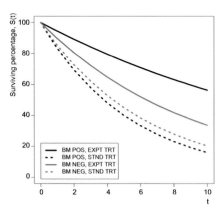

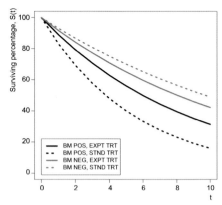

图 18-3　生存曲线示意图（定量预测）　　图 18-4　生存曲线示意图（定性预测）

18.3　统计模型

在预后性和预测性生物标志物的研究中，需要用到交互效应模型（interaction model），通过对模型中相应的参数估计做统计学假设检验，得到结论。以连续型的临床终点 Y 为例，患者 i 的临床终点值 Y_i 可以用以下回归模型表示，

$$Y_i = \beta_0 + \beta_1 \times f(X_i) + \beta_2 \times f(X_i) \times T_i + \beta_3 \times T_i + \beta_4 \times C_i + \varepsilon_i \text{ [①]}。\qquad (18-1)$$

其中，X_i 为患者 i 的生物标志物测量值。比如，通过 VENTANA PD-L1（SP263）Assay 测量得到的 PD-L1 水平。$f(X_i)$ 为患者 i 的生物标志物测量值的函数。比如，采用 5% 作为分界点（cutoff point）定义 PD-L1 的阴性和阳性，

$$f(X_i) = \begin{cases} 1, \text{if} \ \ X_i \geqslant 5\% \\ 0, \text{if} \ \ X_i < 5\% \end{cases}。\qquad (18-2)$$

T_i 为患者 i 的治疗分组，

$$T_i = \begin{cases} 1, \text{if} \ \text{患者} \ i \ \text{属于实验用药组} \\ 0, \text{if} \ \text{患者} \ i \ \text{属于标准疗法对照组} \end{cases}。\qquad (18-3)$$

C_i 为患者 i 其他已知的对疗效有影响的重要临床变量，如疾病分期（disease stage）。β_1 对应的是生物标志物在对照组的效应（$T=0$），β_2 对应的是生物标志物和治疗分组之间的交互效应。

对于预后性和预测性生物标志物的判断，我们着重要看的参数是 β_1 和 β_2。基于模型，对 $\beta_1 = 0$、$\beta_2 = 0$ 的假设进行统计学显著性检验，根据结果做以下判断：

①$\beta_1 = 0$、$\beta_2 = 0$：既不是预后性，也不是预测性。

②$\beta_1 \neq 0$、$\beta_2 = 0$：是预后性，但不是预测性。

③$\beta_1 = 0$、$\beta_2 \neq 0$：是预测性，但不是预后性。

④$\beta_1 \neq 0$、$\beta_2 \neq 0$：既是预后性，又是预测性。

对于其他类型的临床终点，如应答（response）、无进展生存期（PFS）、

---

① 当有交互效应项存在的时候，解释其他参数所对应的效应会变得复杂，由于其他参数的估计不影响预后性和预测性的判断，我们在这里不具体展开。

总生存期（OS）等，需要采用相应的统计模型，如逻辑回归模型、Cox 比例风险模型等，但其中的交互效应项和预后性和预测性判断方式是一致的。

18.4 发现和验证

生物标志物从最初的发现到最终的临床应用需要经历一个漫长而艰巨的过程，可以分成发现、分析方法验证和临床验证 3 个步骤（Fang-Shu Ou et al., 2021）。

18.4.1 生物标志物的发现

首先，要定义生物标志物的用途和目标人群，再选择相应的患者采集生物学样本，前瞻性临床试验中所采集的患者样本可以作为生物标志物研究的可靠数据来源。在拿到生物标志物测定数据之前，需确定统计学方法，如选取什么样的临床疗效终点、做哪些假设检验、缺失数据的处理、如何进行多重检验矫正、成功的标准等。

在接下来的样本测定过程中，需要采用随机化和盲态分析的方式来避免偏倚。随机化体现为把所有待测样本随机分配到不同批次（batch）进行测量，在每个批次内部也将待测样本随机分配到不同测试板（plate）上，这样可以有效去除批次效应，保障下游数据分析得到的结果反映的是我们想要了解的生物学差异，而不是在样本测定中因仪器、试剂、操作不同而产生的差异；盲态分析体现为在整个样本测量过程中，用药分组的情况和临床疗效信息都是未知状态。

根据具体研究目的，可以采用不同的统计学指标来评估生物标志物，常见的有敏感性（sensitivity）、特异性（specificity）、阳性预测值（positive predictive value）、阴性预测值（negative predictive value）、受试者工作特征曲线（ROC curve）、C 指数（C-index）等。

18.4.2 分析方法验证

只有进行分析方法验证，我们才能确保生物标志物的测量过程是可靠的，得到的读数是可用的。上文提到的敏感性和特异性也是分析方法验证的指标，另外两个重要的统计学指标是准确度（accuracy）和精密度（precision），前者是指测量读数和真实值之间的差异程度，后者是指多次测量同一个样本得到的多个读数彼此之间的差异程度。一个分析方法由很多部分组成，如分析设备、实验人员、试剂、分析过程等，也就是说有很多个变异来源（source of variation），在分析方法验证的过程中可以通过实验设计（DOE）来识别变异来源，进一步优化分析方法。只有通过了验证的分析方法，才能在实践中被广泛应用。在应用过程中，我们需要持续监测分析方法的性能。

18.4.3　临床验证

分析方法验证保证了生物标志物能够被准确地测量出来，而证明它的可用性，比如，根据患者生物标志物的阴性或阳性来选取治疗方案，则需通过临床验证来完成。

生物标志物的发现阶段一般都会包括内部验证（internal validation）的步骤，如拔靴法（bootstrapping）、交叉验证（cross-validation）等，但在临床验证阶段要用外部验证（external validation），也就是说，要使用没有被用于生物标志物发现过程的新的数据来进行验证。

外部验证也有前瞻性和回顾性之分，还有一种"前瞻收集回顾分析"（prospective-specimen-collection and retrospective-blinded-evaluation）设计，即提前收集目标人群的生物学样本，再根据后续发生的临床结局病例对照（case-control）随机选取样本进行盲态生物标志物测定，最终完成分析。这种设计一般用于诊断性或预后性生物标志物的验证，而对预测性生物标志物的验证，更推荐通过前瞻性的临床试验完成，下面介绍 3 种常见的临床试验设计方案（图 18-5）。

①富集设计（enrichment design）。通过入排筛查，只入组生物标志物阳性的人群，再随机分配到实验组和对照组。这种设计适合于生物标志物阳性率比较低的情况（< 15% ~ 20%）。比如，EURTAC 试验（R. Rosell et al., 2012），埃罗替尼（erlotinib）用于携带 EGFR 突变的转移性非小细胞肺癌患者的一线治疗。

②分层设计（all-comer stratified by biomarker status design）。通过入排筛查，入组有生物标志物结果的人群，在阴性人群和阳性人群中分别进行随机分组。

这种设计使我们可以同时了解试验药物在生物标志物阴性和阳性人群中对比标准疗法的获益情况。比如，MARVEL 试验（NCT00738881），在晚期非小细胞肺癌的后线治疗中，对比培美曲塞（pemetrexed）和埃罗替尼在 EGFR 表达（荧光原位杂交法测定，fluorescence in situ hybridization，FISH）阴性和阳性患者中的疗效。

③亚组设计（subgroup design）。符合条件的患者入组后首先被随机分配到实验组和对照组，然后再检测生物标志物，将评估在全人群和生物标志物阳性人群中的疗效作为试验的双主要终点（coprimary endpoint）。这类设计的优势在于，当有证据表明试验药物在生物标志物阳性人群中有优势的时候，可以进一步检验在全人群中的疗效。因为有两个首要临床终点，所以必须控制多重假设检验的影响。比如，SWOG S0819 试验（R.S. Herbst et al., 2018），研究 EGFR 抑制剂西妥昔单抗（cetuximab）结合化疗对比仅用化疗的疗效，在晚期非小细胞肺癌全人群和有 EGFR 扩增（amplification）的亚组中的获益情况。

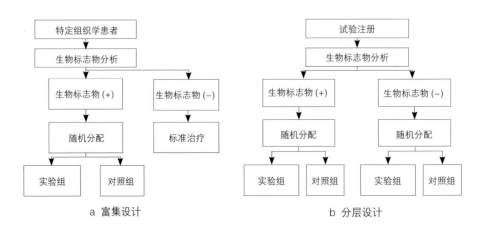

a 富集设计　　　　　　　　　　　　b 分层设计

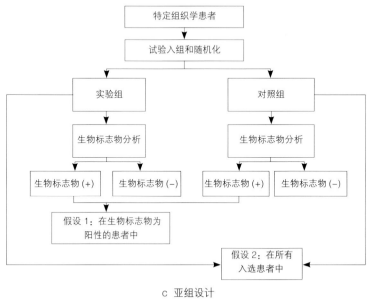

c 亚组设计

图 18-5　3 种常见的临床设计方案

18.5　机遇和挑战

在精准医疗的时代，生物标志物在临床应用中的重要性是毋庸置疑的。随着基因组学、蛋白质组学、代谢物组学等检测技术手段的不断进步，我们可以越来越容易地得到海量的数据，这些都为生物标志物的探索提供了很好的机遇。同时，可重复性（reproducibility）低的问题也不容忽视，在实验设计和数据分析层面有许多挑战值得关注。

18.5.1　检测

任何检测方法都存在误差，生物标志物检测的各类体外检测（in vitro assay）也不例外，我们需要优化提高并长期监测检测方法的准确度（accuracy，测量值和真实值之间的接近程度）和精密度（precision，同一个样本多次测量结果之间的接近程度）。另外，有效的消除和减少检测方法本身的批次效应（batch effect），保留我们真正感兴趣的生物效应（biological effect），也需要在实验设计、样本制备、仪器校准、数据预处理（preprocessing）的过程中重点考虑。

18.5.2　混杂

混杂（confounding）是造成临床结果发生偏倚（bias）的重要因素之一，随机化和分层是控制混杂的有效方式。在生物标志物的研究中，需要同时关注和控制不同治疗组和生物标志物阴性组、阳性组的混杂问题。

18.5.3　多重检验

在生物标志物的验证中，假设检验的总个数不会很多，如检验整体人群和生物标志物阳性人群中试验药物的疗效，就是两个假设检验，这时候可以采用控制总一类错误（type I error）的方式（Lehmann et al.，2005）进行多重检验（multiplicity）。在早期生物标志物的探索和发现阶段，一般会同时检查几千甚至上万个基因的影响，这种情况下需要控制的是假发现率（false discovery rate, FDR），也就是在所有的假设检验中错误地拒绝零假设所占的比例（Benjamini et al.，1995）。

18.5.4　延展统计模型

我们之前在"统计模型"部分给出了预后性和预测性生物标志物研究中的基本统计模型。在具体的临床实践中有时会遇到更复杂的情况，比如，对一个患者在多个时间点上采样（repeated measurement），在分析的时候需要对基本统计模型做延伸，考虑这些数据点之间的内在联系（Beam，2015）。

18.5.5　统计显著和临床意义

假设检验中得到显著性的结论并不代表结果具有临床意义。如果生物标志物阴性和阳性人群的组内差异非常小，那么即使组间的绝对差异也很小，和更小的组内差异对比得到的相对差异就会很大，也有可能得到统计显著性差异的结论。我们需要结合具体的应用场景，判断这样小的组间差异是否具有临床价值。同样，假设检验没有得到显著性的结论也不意味着没有差异，有可能是因为样本量不足等原因未能发现真正的差异。

生物标志物在临床研究中发挥着越来越多的重要作用。这是一个跨学科的领域，从探索到验证，都需要科学家、临床医生、统计师有计划的紧密合作，才能取得成功。

参考文献

[1] BEAM C A. Statistical considerations when analyzing biomarker data[J]. Clinical Immunology, 2015, 161(1): 31–36.

[2] BENJAMINI Y, HOCHBERG Y. Controlling the false discovery rate: a practical and powerful approach to multiple testing[J]. Journal of the Royal Statistical Society: Series B (Methodological), 1995, 57(1): 289–300.

[3] FDA–NIH Biomarker Working Group. BEST (Biomarkers, Endpoints, and other Tools) Resource[EB/OL]. (2020–11–16)[2023–11–01]. https://www.fdanews.com/ext/resources/files/2020/11–24–20–BEST.pdf?1606261388.

[4] HERBST R S, REDMAN M W, KIM E S, et al. Cetuximab plus carboplatin and paclitaxel with or without bevacizumab versus carboplatin and paclitaxel with or without bevacizumab in advanced NSCLC (SWOG S0819): a randomised, phase 3 study[J]. The lancet oncology, 2018, 19(1): 101 114.

[5] LEHMANN E L, ROMANO J P, CASELLA G. Testing statistical hypotheses[M]. New York: springer, 1986.

[6] OU F–S, MICHIELS S, SHYR Y, et al. Biomarker discovery and validation: statistical considerations[J]. Journal of Thoracic Oncology, 2021, 16(4): 537–545.

[7] ROSELL R, CARCERENY E, GERVAIS R, et al. Erlotinib versus standard chemotherapy as first–line treatment for European patients with advanced EGFR mutation–positive non–small–cell lung cancer (EURTAC): a multicentre, open–label, randomised phase 3 trial[J]. The lancet oncology, 2012, 13(3): 239–246.

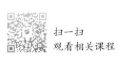
扫一扫
观看相关课程

Statistics
GSDS
BeiGene

本章撰稿人：吴希昆